¿ESTAMOS PREPARADOS PARA VIVIR 150 AÑOS?

EXPLORANDO EL FUTURO DE LA LONGEVIDAD

DAVID SANDUA

¿Estamos preparados para vivir 150 años? Explorando el futuro de la longevidad.
© David Sandua 2024. Todos los derechos reservados.
Edición electrónica y de bolsillo.

"En 2050, la idea de vivir hasta los 150 años será común, gracias a los avances en biotecnología y nanotecnología".

Peter Diamandis (Empresario y futurista)

ÍNDICE

I. INTRODUCCIÓN **10**
    Panorama de las tendencias de la longevidad 12
    Importancia del tema 14
    Objetivos del ensayo 17

II. PERSPECTIVAS HISTÓRICAS DE LA LONGEVIDAD **20**
    Evolución de la esperanza de vida 22
    Hitos clave en la investigación sobre el envejecimiento 25
    Actitudes culturales hacia el envejecimiento 28

III. FUNDAMENTOS CIENTÍFICOS DEL ENVEJECIMIENTO **31**
    Mecanismos biológicos del envejecimiento 33
    Teorías del envejecimiento 35
    Descubrimientos recientes en Gerontología 37

IV. INNOVACIONES TECNOLÓGICAS EN LONGEVIDAD **41**
    Avances en Biotecnología 43
    Papel de la Inteligencia Artificial 46
    Impacto de la tecnología sanitaria portátil 48

V. MEDICINA REGENERATIVA **51**
    Investigación con células madre 53
    Ingeniería de tejidos 55
    Técnicas de regeneración de órganos 57

VI. EDICIÓN GENÉTICA Y LONGEVIDAD **60**
    CRISPR y sus implicaciones 62
    Consideraciones éticas de la modificación genética 64
    Potencial de prevención de enfermedades 66

VII. CIENCIA DE LA NUTRICIÓN Y LONGEVIDAD **69**
    Papel de la dieta en el envejecimiento 71
    La restricción calórica y sus efectos 73
    Suplementos y longevidad 76

VIII. SALUD MENTAL Y LONGEVIDAD **79**
    Bienestar psicológico en la vejez 81
    Declive cognitivo y prevención 83
    Conexiones sociales y longevidad 85

IX. IMPLICACIONES ECONÓMICAS DE LA PROLONGACIÓN DE LA VIDA ÚTIL **88**
    Impacto en los sistemas sanitarios 90
    Dinámica de la mano de obra y jubilación 92
    Oportunidades económicas en las industrias de la longevidad 95

X. DILEMAS ÉTICOS DE LA LONGEVIDAD **98**
    Equidad en el Acceso a las Tecnologías de Longevidad 100
    Implicaciones morales de la prolongación de la vida 102
    El valor de la vida y de la muerte 105

XI. DINÁMICA SOCIAL DEL ENVEJECIMIENTO DE LA POBLACIÓN **108**
    Cambiar las estructuras familiares 110
    Relaciones intergeneracionales 112
    Sistemas comunitarios de apoyo 115

XII. PERSPECTIVAS CULTURALES SOBRE EL ENVEJECIMIENTO **118**
    Variaciones de Actitudes entre Culturas 120
    Rituales y tradiciones en torno al envejecimiento 122
    Perspectivas globales sobre la longevidad 124

XIII. CONSIDERACIONES POLÍTICAS PARA LA LONGEVIDAD **128**

Normativa gubernamental sobre biotecnología 130
Iniciativas de Salud Pública 133
Financiación de la investigación sobre el envejecimiento 135

XIV. SOSTENIBILIDAD MEDIOAMBIENTAL Y LONGEVIDAD 138
Gestión de recursos para una población que envejece 140
Impacto de la longevidad en el cambio climático 142
Prácticas sostenibles para una larga vida 145

XV. CALIDAD DE VIDA EN LA VEJEZ 148
Definir la calidad de vida 150
Duración de la salud vs. Duración de la vida 152
Aumentar la satisfacción vital 154

XVI. EL PAPEL DE LA TECNOLOGÍA EN LA ATENCIÓN A LAS PERSONAS MAYORES 157
Telemedicina y televigilancia 159
Robótica en la vida asistida 161
Casas inteligentes para mayores 163

XVII. EL FUTURO DEL TRABAJO EN UNA SOCIEDAD QUE ENVEJECE 166
Aprendizaje permanente y empleo 168
Diversidad de edad en el lugar de trabajo 170
Adaptar los entornos de trabajo a las personas mayores 173

XVIII. LONGEVIDAD Y SALUD GLOBAL 176
Disparidades sanitarias y longevidad 178
Tendencias mundiales del envejecimiento 181
Colaboración internacional en la investigación sobre el envejecimiento 183

XIX. ADAPTACIÓN PSICOLÓGICA A LA LONGEVIDAD 186
Afrontar la prolongación de la vida útil 188
Identidad y autopercepción en la vejez 190
Resiliencia y envejecimiento 192

XX. EL PAPEL DE LA COMUNIDAD EN LA LONGEVIDAD 195
Compromiso social y longevidad 197
Recursos comunitarios para mayores 199
El voluntariado y sus beneficios 201

XXI. INNOVACIONES EN CUIDADOS PALIATIVOS 205
Importancia de los cuidados al final de la vida 207
Avances en el tratamiento del dolor 210
Enfoques holísticos de los cuidados paliativos 213

XXII. EL IMPACTO DE LA LONGEVIDAD EN LA EDUCACIÓN 216
Oportunidades de aprendizaje permanente 218
Programas educativos para mayores 220
Aprendizaje intergeneracional 223

XXIII. FUTURAS LÍNEAS DE INVESTIGACIÓN EN LONGEVIDAD 226
Campos de estudio emergentes 228
Enfoques interdisciplinarios 230
Financiación y apoyo a la investigación 232

XXIV. CASOS PRÁCTICOS DE LONGEVIDAD 235
Las zonas azules y sus secretos 237
Modelos de envejecimiento con éxito 239
Lecciones de los centenarios 242

XXV. PERCEPCIÓN PÚBLICA DE LA LONGEVIDAD 246
Representación mediática del envejecimiento 248
Campañas de sensibilización pública 250
Actitudes hacia las tecnologías de la longevidad 252

XXVI. CONCLUSIÓN 256
Resumen de las principales conclusiones 258
Implicaciones para la sociedad 260

    Perspectivas futuras de la longevidad 262
    Reflexiones finales sobre la preparación para la vida prolongada 264

REFERENCIAS 267

I. INTRODUCCIÓN

En los últimos años, los debates en torno a la longevidad humana se han intensificado, impulsados por los rápidos avances de la ciencia y la tecnología. Las innovaciones emergentes en campos como la biotecnología, la medicina regenerativa y la edición genética han suscitado un debate sobre la viabilidad de prolongar significativamente la vida humana, pudiendo llegar incluso a los 150 años. A medida que los investigadores desvelan mecanismos biológicos asociados al envejecimiento, como la senescencia, el acortamiento de los telómeros y la disfunción mitocondrial, la búsqueda de una vida prolongada se asienta más en la investigación científica. La promesa de estos avances plantea cuestiones críticas sobre nuestra disposición a aceptar vidas que se prolonguen mucho más allá de las expectativas actuales. Una afirmación profunda de este discurso sugiere: La esperanza de vida humana no es fija, y ha aumentado significativamente en el último siglo. Esta afirmación pone de relieve nuestro potencial para utilizar los avances contemporáneos en ciencias de la salud para seguir redefiniendo los límites de la esperanza de vida humana. La exploración de estos temas conlleva implicaciones no sólo para la longevidad individual, sino también para todo el panorama socioeconómico. Invertir en el futuro de la longevidad presenta importantes retos éticos, económicos y sociales que la sociedad debe afrontar. A medida que aumenta la esperanza de vida, debemos considerar el impacto en las estructuras familiares, la dinámica de la mano de obra y los sistemas sanitarios. Las implicaciones potenciales podrían incluir el aumento de las relaciones intergeneracionales, el cambio de responsabilidades económicas y nuevos paradigmas culturales en torno al envejecimiento. Si las personas viven más tiempo, las expectativas de hitos tradicionales como el matrimonio, la carrera profesional y la jubilación pueden cambiar drásticamente, lo que llevaría a una reevaluación de las normas sociales. Los costes sanitarios asociados al envejecimiento de la población podrían sobrecargar los sistemas existentes, haciendo necesarios marcos innovadores para el cuidado de los ancianos y el mantenimiento de la salud. La integración del aprendizaje de refuerzo generativo profundo y otras metodologías avanzadas destacadas en diversos estudios científicos puede desempeñar un papel crucial en el desarrollo de intervenciones sanitarias sostenibles. A medida que empezamos a formular políticas y estructuras sociales en torno a vidas más largas, no se puede exagerar la importancia de una planificación deliberada. Al contemplar la perspectiva de vivir más tiempo, también debemos abordar las implicaciones para la calidad de vida y la experiencia humana. Mientras la ciencia amplía los límites de la esperanza de vida, el objetivo último debe seguir centrándose en preservar la vitalidad y el bienestar a lo largo de los años prolongados. Abordar los factores que contribuyen a un envejecimiento saludable, como la dieta, la salud mental y la actividad física, será esencial para aprovechar los beneficios de una vida más larga. Este enfoque holístico de la salud puede mitigar los riesgos asociados a las afecciones crónicas que suelen acompañar al envejecimiento, garantizando que los años prolongados no equivalgan a un sufrimiento prolongado. La investigación sobre el restablecimiento de la función biológica -evidente en la exploración de los relojes del envejecimiento y las evaluaciones multiómicas- ofrece vías prometedoras para mejorar la calidad de vida a medida que envejecemos. Ahora que nos encontramos en el precipicio de cambios potencialmente transformadores en la longevidad humana, es imperativo considerar no sólo cuánto tiempo vivimos, sino lo bien que vivimos.

Panorama de las tendencias de la longevidad

Los avances tecnológicos han remodelado drásticamente nuestra comprensión de la salud y la longevidad, ofreciendo vías sin precedentes para la prolongación de la vida. Las innovaciones en biotecnología, como la edición de genes y la medicina regenerativa, están allanando el camino no sólo hacia la longevidad, sino también hacia mejoras en la calidad de vida a medida que las personas envejecen. Los investigadores se centran cada vez más en descubrimientos dirigidos a los procesos biológicos fundamentales responsables del envejecimiento, como la senescencia celular y la disfunción mitocondrial. Los conocimientos obtenidos en campos interdisciplinarios están constituyendo la base de nuevas intervenciones destinadas a retrasar la aparición de enfermedades relacionadas con la edad. A medida que profundizamos en el conocimiento de estos mecanismos biológicos, la idea de vivir bien hasta los 150 años resulta menos fantástica y más factible. Esta tendencia se ve subrayada por la observación de que muchos individuos poseen hoy en día un perfil biológicamente más joven en comparación con su edad cronológica, lo que pone de relieve que el avance de la edad puede no equivaler a un declive de la vitalidad. ilustra claramente estas vías, vinculando las metodologías de aprendizaje profundo con los campos emergentes de la investigación sanitaria. Las percepciones culturales influyen significativamente en el modo en que las sociedades responden a los avances de la ciencia de la longevidad, lo que repercute en las políticas, los sistemas sanitarios y las aspiraciones individuales. Las diversas actitudes culturales hacia el envejecimiento determinan la aceptación y la integración de las tecnologías de prolongación de la vida en la vida cotidiana. Las culturas que ven el envejecimiento como un proceso natural pueden mostrar resistencia a las intervenciones que desafían las creencias tradicionales sobre el curso de la vida. Por el contrario, las sociedades que abrazan el progreso tecnológico suelen celebrar el potencial de una mayor longevidad, impulsando la inversión en investigación científica relacionada. Como resultado, el contraste de perspectivas puede dar lugar a disparidades significativas en los resultados sanitarios y en el acceso a las innovaciones. Una comprensión informada de esta dinámica cultural es crucial para navegar por las promesas y los retos de la investigación sobre la longevidad. Mientras reflexionamos sobre estas tendencias, no podemos ignorar la sorprendente realidad de que, según las estadísticas, los seres humanos tienen ahora períodos de atención más cortos que los peces de colores, agravados por los cambios en el estilo de vida, lo que podría dificultar nuestra capacidad para centrarnos en mantener las iniciativas de longevidad a largo plazo. Las implicaciones de la prolongación de la vida van más allá de las experiencias individuales y se extienden a las estructuras familiares, sociales y económicas. Es probable que la dinámica familiar cambie al coexistir varias generaciones durante periodos más largos, lo que requerirá ajustes en los sistemas de cuidado y apoyo. También evolucionará el lugar de trabajo, lo que podría provocar cambios en la edad de jubilación, las políticas de empleo e incluso la introducción de nuevas profesiones para atender las necesidades de una población que envejece. Estas perspectivas van acompañadas de acuciantes dilemas éticos y sociales. El enfoque social debe combinar la búsqueda de la longevidad con consideraciones sobre la calidad de vida, el acceso equitativo a los avances y las repercusiones medioambientales de una población creciente. Hacer hincapié en las prácticas sostenibles será crucial para garantizar que los beneficios de la longevidad no se vean eclipsados por un mayor consumo de recursos. El marco presentado en refuerza esto visualizando las complejidades ecológicas y sistémicas que surgen al reconsiderar nuestro enfoque del envejecimiento y la salud en un mundo en evolución.

Año	Esperanza de Vida Mundial (años)	Países de Más de 80 Años (recuento)	Aumentos Notables (%)
2020	72.6	40	1.2
2021	73.2	42	0.8
2022	73.4	45	0.3
2023	73.5	46	0.1
2024	74	48	0.7

Panorama de las Tendencias de Longevidad

Importancia del tema

Los avances en la investigación de la longevidad han abierto nuevas vías para comprender los mecanismos biológicos que subyacen al envejecimiento, remodelando así las percepciones sociales de la esperanza de vida. A medida que los científicos exploran las intrincadas relaciones entre la integridad genómica, la senescencia celular y los factores medioambientales, se van haciendo evidentes los marcos para las estrategias sanitarias integrales. La ilustración de los procesos biológicos del envejecimiento, tal como se detalla en, hace hincapié en las interacciones críticas que contribuyen a la longevidad, como la comunicación celular y la regulación de los nutrientes. Esta investigación no sólo identifica posibles intervenciones, sino que también subraya la necesidad de un enfoque sistémico de la salud que trascienda las visiones simplistas del envejecimiento. A medida que navegamos por estos avances, resulta primordial educar a las comunidades sobre las implicaciones de la longevidad, asegurándonos de que están equipadas para adaptarse a los cambiantes paradigmas de la salud y a los ajustes del estilo de vida. Vivir más tiempo no debe limitarse a prolongar la esperanza de vida; debe mejorar la calidad de vida, permitiendo a las personas permanecer activas y comprometidas, abordando el reto fundamental de lograr una mayor calidad de vida en la edad avanzada. Abordar las dimensiones éticas de la vida prolongada y sus repercusiones sociales es vital para configurar políticas sostenibles que rijan las prácticas sanitarias futuras. Estas consideraciones nos instan a interrogar nuestros marcos y prácticas actuales, preguntándonos si se adaptan a un mundo en el que los individuos pueden vivir hasta los 150 años. La complejidad de este tema se pone de manifiesto en las distintas respuestas culturales al aumento de la longevidad, ya que las comunidades de todo el mundo reaccionan de forma diferente a las profundas implicaciones de estos avances. Al evaluar las distintas actitudes hacia el envejecimiento, podemos obtener información crítica para desarrollar políticas inclusivas que reflejen las diversas perspectivas. La representación diagramática de las bases biológicas del envejecimiento que se ofrece en ilustra los múltiples determinantes que influyen en la longevidad, lo que permite a los responsables políticos adaptar las iniciativas sanitarias a sus contextos locales. Fomentar el diálogo en torno a estos retos éticos es esencial, ya que garantiza que los avances se dirijan hacia soluciones sanitarias equitativas que atiendan a las necesidades de todos los grupos demográficos. La integración del aprendizaje profundo y la inteligencia artificial en el análisis de la salud muestra el potencial transformador de la tecnología para dar forma a nuestra comprensión del envejecimiento. Aprovechando grandes cantidades de datos biológicos, como se muestra en la imagen, los investigadores pueden descubrir patrones que informen las intervenciones y terapias dirigidas a mitigar el declive relacionado con la edad. Esta intersección de tecnología y salud no es un mero ejercicio académico, sino que tiene profundas implicaciones para la forma en que abordamos la prestación de asistencia sanitaria en una sociedad que envejece. Como ya se ha señalado, vivir más tiempo crea oportunidades para que las personas participen de forma significativa en la vida, pero esto exige una reevaluación de nuestros sistemas sociales y económicos. La promesa de la longevidad debe ir acompañada del compromiso de innovar y adaptar nuestras infraestructuras en consecuencia, garantizando que los avances sanitarios se traduzcan en una asistencia accesible para todos. Si adoptamos un enfoque integral que combine la tecnología, la educación y la participación de la comunidad, no sólo podremos preparrnos para los retos del envejecimiento de las sociedades, sino también celebrar el potencial de unas vidas enriquecidas gracias al progreso científico.

Objetivos del ensayo

La exploración de la longevidad y la viabilidad de prolongar la vida humana hasta los 150 años presenta un discurso polifacético que requiere la clarificación de objetivos esenciales. Uno de los objetivos de este ensayo es analizar los avances científicos y tecnológicos que subyacen a la creciente posibilidad de una prolongación significativa de la vida. Entre estos avances se incluyen los grandes progresos de la biotecnología, la medicina regenerativa y la edición genética, cada uno de los cuales actúa como catalizador para replantear la salud, el envejecimiento y la gestión de las enfermedades. Al evaluar sistemáticamente estas innovaciones, el ensayo ilustra cómo está evolucionando nuestra comprensión del envejecimiento y los procesos biológicos, dando lugar a terapias prometedoras que algún día podrían revolucionar la forma en que percibimos la duración de la vida humana. Al hacerlo, pretende crear una narrativa clara que capte la intersección de la ciencia y las implicaciones sociales, proporcionando así una visión crítica de la plausibilidad de alcanzar una esperanza de vida de 150 años, reforzando una visión que se alinea con el tema general: El objetivo último de la investigación sobre la longevidad es comprender los mecanismos biológicos subyacentes que contribuyen al envejecimiento y a las enfermedades relacionadas con la edad. Otro objetivo de este examen es analizar los retos éticos, económicos y sociales que acompañan a la búsqueda de una mayor esperanza de vida. La perspectiva de vivir 150 años suscita numerosas preocupaciones que van desde la accesibilidad de la asistencia sanitaria hasta la ecosostenibilidad. El ensayo pretende abordar cómo una longevidad sin precedentes de este tipo podría remodelar la dinámica familiar, los mercados laborales y las estructuras sociales, revelando los posibles riesgos y recompensas inherentes a estas transformaciones. A medida que la esperanza de vida se extienda potencialmente, las expectativas de la sociedad tendrán que adaptarse, dando lugar a debates críticos en torno a la calidad de vida en la vejez. En este sentido, la investigación pretende proporcionar una comprensión global de cómo puede garantizarse el acceso equitativo a los avances que prolongan la vida, con el fin de evitar las disparidades que dichos avances pueden crear inadvertidamente. Este discurso no sólo se centra en las posibilidades científicas, sino que también hace hincapié en los marcos éticos necesarios que deben evolucionar paralelamente a estos avances para garantizar una prolongación significativa de la vida. La exploración de las distintas perspectivas culturales sobre el envejecimiento y la longevidad es crucial para contextualizar las reacciones sociales ante la posibilidad de vivir hasta 150 años. Las variaciones en las actitudes sociales hacia el envejecimiento pueden influir significativamente en la aceptación y aplicación de biotecnologías destinadas a prolongar la vida. Este ensayo ahondará en cómo las distintas culturas perciben el envejecimiento como una progresión natural frente a una condición que hay que modificar o trascender. Al analizar estos diferentes puntos de vista, el debate pretende determinar cómo las narrativas culturales pueden conformar las percepciones públicas y las decisiones políticas relacionadas con la longevidad. La relación única de cada cultura con el envejecimiento presenta oportunidades de aprendizaje y colaboración, que pueden conducir a un enfoque más integrador de la investigación sobre la longevidad y sus aplicaciones. El ensayo pretende fomentar una comprensión multidimensional de la longevidad que respete las variaciones culturales, al tiempo que hace avanzar el diálogo sobre cómo se prepara la humanidad para una existencia cada vez más prolongada.

II. PERSPECTIVAS HISTÓRICAS DE LA LONGEVIDAD

La búsqueda de la longevidad ha cautivado a las sociedades a lo largo de la historia, profundamente entrelazada con creencias y prácticas culturales. Las civilizaciones antiguas, como la griega y la egipcia, a menudo veían el envejecimiento y la muerte a través de una lente espiritual, atribuyendo la longevidad al favor divino o a la intervención de los dioses. Esta perspectiva fomentó una serie de rituales y ajustes en el estilo de vida destinados a apaciguar a las deidades y alimentar la vitalidad. En la historia más reciente, el auge de la ciencia empírica ha desplazado el centro de atención de las explicaciones metafísicas a los factores biológicos y ambientales que influyen en la esperanza de vida. En particular, el trabajo de figuras destacadas como Louis Pasteur y Florence Nightingale revolucionó la asistencia sanitaria y el saneamiento, contribuyendo significativamente a aumentar la esperanza de vida. Como resultado, la sociedad empezó a ver el envejecimiento como un reto que debía comprenderse y gestionarse científicamente, lo que refleja una perspectiva en evolución que sigue influyendo en los debates contemporáneos sobre la longevidad. Estos cambios históricos en el pensamiento ponen de relieve cómo ha progresado nuestra comprensión del envejecimiento a lo largo de los siglos, sentando las bases para futuros desarrollos en este campo. Los patrones de longevidad también se han visto influidos por las prácticas dietéticas y las elecciones de estilo de vida a lo largo de la historia, a menudo exhibidas en poblaciones específicas celebradas por su excepcional longevidad. La comunidad de Okinawa, por ejemplo, ha captado la atención mundial por su elevado porcentaje de centenarios, atribuido a una dieta rica en verduras, baja en calorías y centrada en los principios de la moderación. A medida que los investigadores profundizan en los factores determinantes de la longevidad, descubren ideas que cuestionan la noción de genes fijos que dictan nuestra esperanza de vida. En cambio, los factores medioambientales, las elecciones de estilo de vida y los elementos psicosociales surgen como contribuyentes críticos, demostrando que la longevidad no es un mero producto de la predisposición genética, sino una compleja interacción de diversas influencias. Como se ha señalado, la duración máxima de la vida humana, a menudo denominada límite de la vida humana, sigue siendo un tema de debate. Este diálogo permanente subraya la necesidad de una investigación continua sobre las perspectivas históricas de la longevidad y sus implicaciones para las prácticas y creencias modernas. La transición de las visiones tradicionales de la longevidad a los marcos modernos se examina más a fondo a través de los avances de la ciencia y la tecnología. Con la llegada de campos como la biotecnología y la ingeniería genética, los investigadores están redefiniendo los parámetros de lo que significa envejecer. Las implicaciones de la medicina regenerativa, sobre todo en la lucha contra las enfermedades relacionadas con la edad, han empezado a remodelar no sólo las prácticas médicas, sino también las expectativas sociales respecto al envejecimiento. Como resultado, las cuestiones éticas en torno a la prolongación de la vida se hacen cada vez más pertinentes, suscitando debates sobre la calidad de vida frente a la mera longevidad. La conversación en torno a vivir bien durante más tiempo nos obliga a reconsiderar cómo valoran las sociedades las contribuciones de las generaciones mayores y el papel de la política de salud pública a la hora de abordar las necesidades de una población que envejece. Estos cambios en la comprensión y la aplicación ponen de relieve la naturaleza dinámica de la longevidad como disciplina, revelando una trayectoria moldeada por el contexto histórico y la innovación moderna, que es fundamental cuando contemplamos el futuro de la longevidad y la posibilidad de vivir hasta los 150 años. En este ensayo que explora el futuro de la longevidad, el contexto histórico y las perspectivas proporcionan una visión crítica de cómo ha evolucionado nuestra comprensión del envejecimiento, demostrando que la búsqueda de la prolongación de la vida siempre ha sido un viaje polifacético influido por dimensiones culturales, científicas y éticas.

Año	Esperanza de Vida Media	Notas
1900	31	Empezaban a producirse avances significativos en medicina y sanidad
1950	48	Mejoras en la asistencia sanitaria tras la Segunda Guerra Mundial
2000	66	Mayor acceso a vacunas y antibióticos.
2020	73	Avances en tecnología médica e iniciativas de salud pública
2023	74	Mejoras continuas en la atención sanitaria y el estilo de vida
2030 (proyectado)	77	Mejoras previstas en genómica y medicina personalizada

Perspectivas históricas de los datos de longevidad

Evolución de la esperanza de vida

La trayectoria de la expansión de la vida humana ha experimentado cambios notables, sobre todo en el último siglo. Al principio, la esperanza de vida estaba dictada en gran medida por las vicisitudes de la mortalidad infantil y en la niñez, y muchas personas sucumbían a enfermedades infecciosas o a la malnutrición. La introducción de iniciativas de salud pública, como los programas de vacunación y la mejora del saneamiento, mitigaron considerablemente estos riesgos. Como resultado, la esperanza media de vida empezó a aumentar de forma constante. Este patrón cambió drásticamente en la segunda mitad del siglo XX, cuando los avances en tecnología médica, productos farmacéuticos y cambios en el estilo de vida empezaron a influir en los resultados sanitarios. El hecho de que el aumento de la esperanza de vida humana en el último siglo sea uno de los logros más significativos de la historia de la humanidad, pone de relieve la importancia de tales avances y plantea interrogantes sobre lo que nos depara el futuro a medida que avanzamos hacia una esperanza de vida potencial de 150 años. Los avances en medicamentos y accesibilidad sanitaria no sólo prolongan la vida, sino que también mejoran su calidad, lo que lleva a la sociedad a reconsiderar las implicaciones de la longevidad. Los avances significativos en biotecnología y medicina regenerativa también están remodelando nuestra comprensión del envejecimiento y la salud. La investigación sobre la senescencia celular, la estabilidad genómica y las funciones metabólicas ha revelado mecanismos subyacentes a los que se podría apuntar para ralentizar el proceso de envejecimiento. Las alteraciones epigenéticas, la disfunción mitocondrial y la pérdida de proteostasis resultan prometedoras para intervenciones terapéuticas que podrían mejorar la duración de la salud -el periodo de la vida que se pasa con buena salud- y, potencialmente, prolongar también la esperanza de vida. La integración de enfoques de vanguardia, como la edición genética CRISPR, ofrece interesantes oportunidades para rectificar las predisposiciones genéticas a las enfermedades relacionadas con la edad. A medida que los estudiosos e investigadores profundizan en estos fundamentos biológicos, resulta cada vez más evidente que estamos al borde de una era revolucionaria en la investigación de la longevidad. Las imágenes de referencia, como, sirven para representar visualmente estos avances científicos y dilucidar sus implicaciones para la salud de la sociedad y la experiencia individual del envejecimiento. Las implicaciones socioculturales de la prolongación de la esperanza de vida son vastas y complejas. Anticipando un aumento de la población mundial de adultos mayores, las sociedades deben afrontar los retos de proporcionar una asistencia sanitaria adecuada, estructuras de apoyo económico y servicios sociales. Además, existen importantes cuestiones éticas en torno a la distribución de recursos, la equidad social y el concepto de calidad frente a cantidad de vida. A medida que las comunidades se adapten al envejecimiento de la población, la dinámica familiar cambiará inevitablemente; evolucionarán las funciones de los cuidadores, el cuidado de los mayores y las relaciones intergeneracionales. Las implicaciones para la salud mental, incluido el potencial aumento de la soledad y el aislamiento entre los mayores, requieren atención urgente. El discurso en curso debe sopesar los beneficios de una vida más larga frente a los costes socioeconómicos y emocionales que engendra. Imágenes como ésta ponen de relieve el contexto social de la evolución de la esperanza de vida y desafían a las sociedades modernas a prepararse de forma significativa para las implicaciones de una vida prolongada. Es esencial que los responsables políticos, los profesionales sanitarios y las comunidades trabajen en colaboración para cultivar un entorno que no sólo apoye la longevidad, sino que también mejore la calidad de vida de todos los grupos de edad.

Año	Esperanza de Vida (años)	Fuente
1920	54.1	CDC
1940	63	CDC
1960	69.7	CDC
1980	73.7	CDC
2000	77	CDC
2020	78.8	CDC
2023	79.1	CDC

Datos sobre la esperanza de vida en el último siglo

Hitos clave en la investigación sobre el envejecimiento

Los avances significativos en la investigación sobre el envejecimiento han marcado la transición de la comprensión básica a la aplicación de sistemas biológicos complejos para promover la longevidad. Un hito crucial es la identificación de diversos marcadores biológicos del envejecimiento, en particular la metilación del ADN, que se ha convertido en un punto de interés para los científicos. Este enfoque, evidenciado en numerosos estudios, permite comprender cómo envejece nuestro cuerpo a nivel molecular y cómo los factores ambientales pueden influir en estos procesos. Como indica, la conexión entre el desarrollo infantil y el envejecimiento biológico ha abierto vías para comprender cómo las intervenciones tempranas podrían repercutir en la salud más adelante en la vida. Al establecer estos vínculos, los investigadores pueden analizar más eficazmente los factores determinantes del envejecimiento y empezar a abordar los entresijos de los distintos relojes del envejecimiento. Con una comprensión más matizada de estos fundamentos biológicos, la posibilidad de desarrollar intervenciones específicas para mejorar la longevidad se hace claramente tangible, lo que demuestra que la recopilación y el análisis de datos a largo plazo son cruciales para comprender procesos complejos. Otro hito fundamental se encuentra en los ámbitos de la medicina regenerativa y la biotecnología. Estos campos han ampliado el conjunto de herramientas disponibles para combatir el declive relacionado con la edad, allanando el camino a terapias que pueden reparar o sustituir tejidos y órganos dañados. Tecnologías como la terapia con células madre y la ingeniería de tejidos resultan prometedoras para promover no sólo la longevidad, sino también la mejora de la calidad de vida a medida que las personas envejecen. Los avances en la edición de genes, en particular la tecnología CRISPR, han permitido corregir directamente las mutaciones genéticas que contribuyen al envejecimiento y a las enfermedades degenerativas. Como se muestra en, la interacción de los mecanismos moleculares -incluidos el acortamiento de los telómeros y la disfunción mitocondrial- resulta primordial para comprender cómo las intervenciones pueden alterar la trayectoria del envejecimiento. Estos avances ponen de relieve un cambio significativo en la investigación sobre la longevidad humana, que sugiere un futuro en el que el envejecimiento puede verse menos como un declive inevitable y más como una condición manejable. Las percepciones culturales y las consideraciones éticas son hitos igualmente importantes en la evolución de la investigación sobre el envejecimiento. Las actitudes sociales hacia la longevidad, el envejecimiento y las implicaciones de prolongar potencialmente la vida hasta los 150 años pueden influir significativamente en las trayectorias de la investigación y en el apoyo público a los avances biotecnológicos. Las diversas perspectivas culturales conducen a prioridades diferentes: mientras que algunas sociedades pueden abrazar el movimiento de la longevidad de todo corazón, otras pueden expresar su preocupación por la superpoblación, la asignación de recursos y las implicaciones socioculturales de vivir más años. Los marcos conceptuales ilustrados en subrayan la necesidad de un enfoque integrador de la investigación sobre el envejecimiento que tenga en cuenta tanto las dimensiones biológicas como las socioculturales. A medida que la conversación en torno a la longevidad sigue evolucionando, la investigación debe navegar por las complejidades de estos factores sociales para garantizar un acceso equitativo a las innovaciones y abordar la cuestión fundamental: ¿estamos realmente preparados para aceptar la posibilidad de vivir vidas significativamente más largas?

Año	Hito	Fuente
1972	Descubrimiento del papel de los factores genéticos en el envejecimiento	Naturaleza
1993	Introducción del primer estudio de restricción calórica en primates	Instituto Nacional sobre el Envejecimiento
2003	Finaliza el Proyecto Genoma Humano, que proporciona información sobre el envejecimiento humano	Instituto Nacional de Investigación del Genoma Humano
2013	Desarrollo de fármacos senolíticos dirigidos a las células que envejecen	Universidad de Stanford
2021	Aprobación por la FDA de la primera terapia génica dirigida a enfermedades relacionadas con la edad	FDA
2023	Surgimiento de enfoques de medicina personalizada para la longevidad	Revista de Ciencia de la Longevidad

Hitos clave en la investigación sobre el envejecimiento

Actitudes culturales hacia el envejecimiento

Cualquier debate sobre la longevidad conduce inevitablemente a una confrontación entre los avances científicos contemporáneos y las actitudes culturales históricas hacia el envejecimiento. Aunque las sociedades modernas se centran cada vez más en los beneficios potenciales de la prolongación de la vida, muchas siguen aferrándose a perspectivas anticuadas que ven el envejecimiento principalmente como un declive. Estas actitudes están determinadas en gran medida por relatos culturales y normas sociales que a menudo consideran a los ancianos como cargas o como contribuyentes disminuidos a la vida comunitaria. El reto consiste en reconceptualizar el envejecimiento no como una trayectoria negativa, sino como una oportunidad de crecimiento, sabiduría y contribución continuada. Como afirma un experto, la forma en que pensamos sobre el envejecimiento está cambiando. Ya no nos limitamos a aceptar que el envejecimiento es un proceso natural, sino que intentamos comprender su biología y ver si podemos intervenir. Esta afirmación refleja un cambio más amplio en la percepción, que sugiere que el envejecimiento podría replantearse como un periodo lleno de potencial que debería aceptarse en lugar de temerse, allanando así el camino para unas actitudes más inclusivas hacia los adultos mayores. Las reacciones ante la perspectiva de vivir más tiempo suelen variar notablemente de una cultura a otra. En muchas sociedades occidentales, el envejecimiento se asocia frecuentemente con el aislamiento y el declive, cultivando un miedo predominante a la pérdida de autonomía y a la disminución de los papeles sociales. Por el contrario, numerosas culturas no occidentales tienen una visión más positiva del envejecimiento, asociándolo con el respeto y la reverencia. Algunos grupos indígenas consideran a las personas mayores portadoras de sabiduría y conocimientos culturales, y las integran activamente en los procesos de toma de decisiones. Estos marcos culturales proporcionan una visión crítica de las actitudes regionales hacia el envejecimiento, destacando cómo las representaciones positivas de los miembros mayores de la comunidad pueden fomentar entornos de apoyo en los que los adultos mayores sean vistos como socios vitales que contribuyen. Este matiz cultural debe comprenderse en los debates en torno a la longevidad; las experiencias individuales de envejecimiento están profundamente influidas por las percepciones sociales que conforman las identidades personales y los papeles dentro de las familias y las comunidades. De hecho, la adaptación de un marco universal para la longevidad debe considerar estas variadas lentes culturales como elementos esenciales que influyen en las experiencias de envejecimiento. A medida que las sociedades empiezan a conciliar las implicaciones científicas de la prolongación de la vida con las actitudes culturales existentes hacia el envejecimiento, el potencial de innovación en gerontología se hace evidente. La intersección de la tecnología sanitaria y la comprensión cultural puede conducir a enfoques más adaptados a poblaciones diversas, garantizando que avances como la medicina regenerativa y la biotecnología sirvan para honrar, en lugar de borrar, las narrativas únicas que rodean al envejecimiento. Entablar diálogos intergeneracionales puede salvar la distancia entre las aspiraciones juveniles de longevidad y las experiencias vividas por los ancianos, fomentando la comprensión mutua y la colaboración. Esto concuerda con el reconocimiento emergente de que, a medida que la gente vive más, está redefiniendo lo que significa ser viejo. Fomentando la aceptación y el aprecio por el envejecimiento, las generaciones futuras estarán mejor preparadas para aceptar las posibilidades de la longevidad, creando en última instancia una sociedad que valore las contribuciones de sus miembros de más edad, al tiempo que utiliza los avances científicos para mejorar la calidad de vida en general. Este cambio es fundamental mientras navegamos por las complejidades del envejecimiento de la población en un mundo en el que cada vez es más factible vivir hasta los 150 años.

País	Actitudes Positivas (%)	Actitudes Negativas (%)	Actitudes Neutrales (%)
Japón	65	20	15
Estados Unidos	55	30	15
Suecia	70	15	15
Italia	50	35	15
India	60	25	15
Brasil	45	40	15

Actitudes culturales hacia el envejecimiento

III. FUNDAMENTOS CIENTÍFICOS DEL ENVEJECIMIENTO

Una comprensión exhaustiva de los procesos biológicos que subyacen al envejecimiento es esencial para desarrollar intervenciones eficaces destinadas a prolongar la vida. Estos procesos abarcan una variedad de factores, que van desde las influencias genéticas a las interacciones medioambientales. Los mecanismos básicos incluyen la inestabilidad genómica, la pérdida de proteostasis y el deterioro de los mecanismos celulares, todo lo cual contribuye al fenotipo del envejecimiento. Como se articula en uno de los distintivos clave, la "inestabilidad genómica" se refiere a la acumulación de alteraciones genéticas que comprometen la función celular a lo largo del tiempo. Sin abordar estas vías biológicas fundamentales, cualquier intento de prolongar significativamente la vida humana puede ser inútil. Tecnologías como la edición de genes y la medicina regenerativa son prometedoras para mitigar estos problemas relacionados con el envejecimiento, ofreciendo posibles vías para reparar o sustituir las células y los tejidos dañados. Comprender estas complejidades constituye la espina dorsal de cualquier estrategia destinada a promover la longevidad y garantiza que las futuras intervenciones se basarán en principios científicos sólidos. Un área emergente en el campo de la investigación sobre el envejecimiento es el estudio de los indicadores biológicos de la edad, a menudo denominados relojes del envejecimiento. Estos relojes utilizan diversas métricas biológicas, como datos transcriptómicos, epigenéticos y proteómicos, para estimar la edad biológica de un individuo, que puede no corresponderse necesariamente con la edad cronológica. Esta necesidad de una comprensión matizada es crítica en un momento en que la longevidad se está convirtiendo en una realidad plausible; a medida que los investigadores exploran las implicaciones de vivir vidas significativamente más largas, las ideas extraídas de los relojes del envejecimiento pueden informar sobre cómo mantenemos la salud y la vitalidad en períodos de vida prolongados. El envejecimiento es un proceso complejo y polifacético que implica la interacción de diversas vías biológicas, y la importancia de comprender estos mecanismos pone de relieve la necesidad de enfoques matizados en las intervenciones sanitarias. Integrar los hallazgos de los estudios multiómicos en las políticas de salud pública y las estrategias de salud personal será fundamental para gestionar los retos que conlleva el aumento de la esperanza de vida. Las implicaciones éticas y sociales de la prolongación de la vida humana mediante los avances científicos son vastas y complejas. A medida que aumenta la esperanza de vida, nos enfrentamos no sólo al reto de gestionar la salud individual, sino también a las repercusiones en la dinámica familiar, los mercados laborales y los sistemas sanitarios. Los cambios fundamentales en las estructuras sociales exigen que entablemos un diálogo sobre las consideraciones éticas de la investigación sobre la longevidad. La posibilidad de un acceso desigual a las tecnologías de prolongación de la vida podría exacerbar las desigualdades existentes, tanto dentro de las sociedades como entre ellas. Además, a medida que prolongamos la vida, las cuestiones de calidad frente a cantidad se vuelven primordiales: ¿cómo podemos garantizar que los años añadidos se pasen con buena salud, en lugar de simplemente prolongar el sufrimiento? Abordar estas cuestiones exige un enfoque multidisciplinar, que incorpore ideas no sólo de la biomedicina, sino también de la economía, la psicología y la política pública, garantizando que estemos realmente preparados para los cambios sociales que traerá consigo la posibilidad de vivir hasta los 150 años.

Año	Expectativa Vida Media (Años)	Inversión mundial en Investigación sobre el Envejecimiento (Millones de $)	Ensayos Clínicos sobre Intervenciones de Envejecimiento	Tecnologías de la Longevidad en Desarrollo
2020	78.8	500	200	50
2021	79.2	600	220	60
2022	79.5	750	250	70
2023	79.8	850	300	80

Fundamentos científicos de los datos sobre el envejecimiento

Mecanismos biológicos del envejecimiento

Comprender los intrincados mecanismos biológicos que intervienen en el envejecimiento es esencial, ya que la sociedad considera la posibilidad de prolongar significativamente la vida humana. La investigación ha revelado diversos procesos fisiológicos que contribuyen al envejecimiento, como el acortamiento de los telómeros, la inestabilidad genómica y los cambios epigenéticos. Los telómeros, que protegen los extremos de los cromosomas, se acortan gradualmente con cada división celular, lo que conduce a la senescencia celular, un estado en el que las células ya no se dividen pero permanecen metabólicamente activas. Esto contribuye al deterioro de los tejidos y a las enfermedades relacionadas con la edad. Además, la inestabilidad genómica -caracterizada por la acumulación de mutaciones- desempeña un papel crucial en el proceso de envejecimiento. A medida que las células acumulan daños con el tiempo, la integridad funcional y la capacidad regenerativa de los tejidos disminuyen. Así pues, comprender estos mecanismos es fundamental para desarrollar terapias específicas que podrían retrasar la aparición de enfermedades relacionadas con la edad y aumentar la longevidad. Como dice el adagio, comprender los mecanismos biológicos del envejecimiento es crucial para desarrollar intervenciones que puedan prolongar la vida humana, lo que pone de relieve la importancia de la investigación en curso en este campo. No puede pasarse por alto la relación entre el envejecimiento biológico y los factores externos, ya que el estilo de vida y las influencias medioambientales repercuten significativamente en los procesos de envejecimiento. La dieta, la actividad física y la exposición a factores estresantes del entorno conforman la salud del organismo tanto a nivel celular como sistémico. Se ha demostrado que la restricción calórica retrasa el envejecimiento y aumenta la esperanza de vida en numerosos organismos al inducir vías que mejoran la reparación celular y reducen la inflamación. Del mismo modo, las dietas ricas en antioxidantes y compuestos antiinflamatorios -comunes en los patrones dietéticos mediterráneos- se han asociado a mejores resultados de salud y longevidad. El microbioma intestinal desempeña un papel cada vez más reconocido en la influencia sobre diversas funciones metabólicas e inmunitarias que se correlacionan con el envejecimiento. Investigando cómo interactúan estos factores externos con los mecanismos biológicos, los científicos pueden idear estrategias holísticas para promover un envejecimiento saludable y redefinir potencialmente la trayectoria de la esperanza de vida humana. Las tecnologías emergentes en biotecnología y medicina regenerativa están ahora a la vanguardia del tratamiento de los mecanismos biológicos del envejecimiento. Innovaciones como la edición genética CRISPR, la terapia con células madre y los fármacos senolíticos están redefiniendo el panorama de la investigación sobre la longevidad al dirigirse a vías biológicas específicas implicadas en el envejecimiento. Los fármacos senolíticos pretenden eliminar selectivamente las células senescentes, mitigando así sus efectos perjudiciales sobre la función de los tejidos y mejorando la salud general. Los avances en nuestra comprensión de la vía de señalización mTOR han abierto vías para intervenciones que pueden imitar los efectos de la restricción calórica, ofreciendo estrategias prometedoras para promover la longevidad celular. A medida que los investigadores siguen desentrañando las complejidades de la biología del envejecimiento, la integración de estas tecnologías encierra el potencial de prolongar significativamente la esperanza de vida, mejorando al mismo tiempo la calidad de vida. Estos enfoques revolucionarios subrayan la necesidad de seguir explorando los fundamentos biológicos del envejecimiento para determinar si vivir 150 años podría convertirse en una realidad factible.

Teorías del envejecimiento
Las complejidades de las teorías sobre el envejecimiento revelan una narrativa polifacética que subyace a los factores biológicos y experienciales que influyen en la longevidad. En primera línea están las teorías biológicas, que postulan que el envejecimiento es el resultado de procesos celulares inherentes, como el acortamiento de los telómeros y la inestabilidad genómica. Estas teorías subrayan que el envejecimiento no es un mero suceso pasivo, sino una consecuencia activa de diversos mecanismos de daño celular a lo largo del tiempo. El campo emergente de

la biología molecular amplía este diálogo integrando los conocimientos de la proteómica y la metabolómica. Estos avances ponen de relieve las intrincadas vías biológicas que contribuyen a los cambios relacionados con la edad. Este marco se ve reforzado por la noción de que el envejecimiento no es sólo un proceso natural, sino que también está influido por diversos factores, como el estilo de vida, la genética y las exposiciones ambientales. Abordar estas teorías biológicas dilucida cómo la comprensión de los fundamentos moleculares del envejecimiento puede ofrecer vías para prolongar la vida, enmarcando en última instancia el discurso científico en torno a la investigación de la longevidad. Además de las consideraciones biológicas, las teorías psicológicas y sociales del envejecimiento ofrecen una visión más holística del proceso de envejecimiento. Estas perspectivas exploran cómo factores externos como el compromiso social, las expectativas culturales y la salud mental influyen en la experiencia del envejecimiento. Teorías influyentes como la selectividad socioemocional destacan la importancia del bienestar emocional y las relaciones sanas para promover la calidad de vida. Este marco psicosocial sugiere que las dimensiones emocionales del envejecimiento son tan críticas como las biológicas, creando una comprensión integral de la longevidad. A medida que las comunidades dan cada vez más prioridad a la salud mental junto con la salud física, estas teorías permiten comprender cómo cultivar entornos positivos puede aumentar la esperanza de vida. Al examinar estas capas interconectadas, reconocemos que las estructuras de apoyo social y la resiliencia psicológica individual desempeñan papeles cruciales a la hora de determinar no sólo cuánto tiempo vivimos, sino la calidad de vida experimentada en esos años prolongados. No puede pasarse por alto el contexto sociopolítico en el que operan las teorías del envejecimiento. La situación económica, la accesibilidad a la asistencia sanitaria y las políticas relativas al envejecimiento de la población influyen enormemente en las experiencias vividas por las personas mayores. El creciente discurso en torno a la longevidad no trata sólo de la prolongación de la vida útil, sino también de cómo estas innovaciones podrían remodelar la dinámica familiar, laboral y social. Estas influencias estructurales pueden profundizar las disparidades en los resultados sanitarios y el bienestar entre las distintas poblaciones. Explorar las implicaciones de estas teorías exige un examen exhaustivo de la interacción entre los factores socioeconómicos y los procesos biológicos del envejecimiento. Así pues, una comprensión profunda de las teorías relacionadas con la edad y sus aplicaciones debe incorporar esta lente sociopolítica más amplia, garantizando que los avances en la investigación de la longevidad no sólo prolonguen la vida, sino que lo hagan de forma equitativa y sostenible, contribuyendo en última instancia a una sociedad más sana para las generaciones futuras.

Descubrimientos recientes en Gerontología

Los avances en nuestra comprensión del envejecimiento biológico han proporcionado conocimientos inesperados sobre los mecanismos subyacentes a la longevidad. Los recientes descubrimientos en gerontología han puesto de relieve el importante papel de la epigenética y los perfiles de metilación en la evaluación de la edad biológica y sus implicaciones para los resultados de salud. La investigación ha demostrado que las modificaciones del ADN debidas a factores del estilo de vida, como la dieta, el estrés y las influencias ambientales, pueden alterar la expresión génica, afectando directamente a los procesos de envejecimiento. Los estudios que utilizan Puntuaciones del Perfil de Metilación (MPS) han demostrado una clara relación entre las experiencias de la vida temprana y el envejecimiento biológico, lo que sugiere que las intervenciones durante la infancia podrían remodelar las trayectorias de salud a largo plazo. Tales hallazgos indican que dirigirse a estos cambios epigenéticos podría ralentizar potencialmente el proceso de envejecimiento, reforzando el argumento de que la edad biológica es maleable. Como se afirma en un análisis reciente, Al trabajar juntos y mantener la calidad como prioridad, han creado un espacio en el que los residentes se sienten valorados y pueden prosperar, lo que pone de relieve el impacto social más amplio de la comprensión de la ciencia gerontológica. La intersección de la tecnología y la gerontología presenta un enorme potencial para mejorar la duración de la salud y la vida. Los recientes avances en medicina regenerativa y biotecnología han allanado el camino para el desarrollo de terapias destinadas a invertir el envejecimiento celular. Los avances en la investigación con células madre han dado resultados prometedores en la regeneración de tejidos, ya que los investigadores exploran el uso de células madre pluripotentes inducidas (iPSC) para reparar órganos dañados y combatir las enfermedades relacionadas con el envejecimiento. Al mismo tiempo, se están investigando tecnologías de edición genética, como CRISPR-Cas9, por su capacidad para corregir defectos genéticos asociados al envejecimiento. Estas innovaciones no sólo apuntan a la posibilidad de ampliar la esperanza de vida, sino que también plantean cuestiones éticas relativas al acceso y la equidad en la asistencia sanitaria. A medida que los investigadores exploran estos enfoques innovadores, resulta crucial encontrar el equilibrio entre la prolongación de la longevidad y el mantenimiento de la calidad de vida. Los resultados de estudios recientes coinciden con una noción emergente en la asistencia sanitaria: que los esfuerzos deben priorizar la mejora de la calidad de vida tanto como la propia longevidad. Explorar las actitudes sociales hacia el envejecimiento es imperativo a medida que nos acercamos a la posibilidad de una esperanza de vida significativamente mayor. Las perspectivas culturales sobre el envejecimiento determinan el modo en que las poblaciones se adaptan al aumento de la esperanza de vida, influyendo en las políticas y los sistemas sanitarios de todo el mundo. Los países que valoran mucho el cuidado de los mayores tienden a fomentar entornos en los que las personas mayores permanecen integradas en las comunidades y contribuyen activamente a la sociedad. Por el contrario, las culturas que suelen marginar el envejecimiento pueden tener dificultades para adaptarse a una población de ancianos cada vez mayor, lo que provoca un aumento de las tensiones sociales. Estudios recientes han descubierto que las comunidades que hacen hincapié en las relaciones intergeneracionales pueden amortiguar la soledad asociada al envejecimiento y mejorar la calidad de vida de los adultos mayores. Como se señala en las evaluaciones sociológicas, Nuestros residentes se benefician de nuestro estándar de calidad y de todos los demás programas que promueve Atria, lo que refuerza que fomentar una comunidad solidaria es vital para prosperar en una era de longevidad prolongada. Esta dinámica cultural subraya la importancia de establecer estructuras de apoyo para garantizar que la vida prolongada se satisfaga con experiencias enriquecidas y relaciones significativas.

IV. INNOVACIONES TECNOLÓGICAS EN LONGEVIDAD

Los avances tecnológicos desempeñan un papel fundamental en la remodelación de nuestra comprensión de la longevidad y la duración de la salud. Las innovaciones modernas, sobre todo en los ámbitos de la inteligencia artificial y la genómica, están liderando el descubrimiento de los intrincados mecanismos biológicos que subyacen al envejecimiento. Empleando algoritmos de IA para analizar vastos conjuntos de datos, los investigadores pueden identificar marcadores genéticos vinculados a enfermedades relacionadas con la edad, lo que permite el desarrollo de terapias dirigidas y planes de nutrición personalizados. Como se ha señalado en estudios recientes, la integración de la IA y la genómica está revolucionando nuestra comprensión del envejecimiento y la longevidad. Estos enfoques no sólo tienen el potencial de prolongar la vida, sino también de mejorar la calidad de esos años mitigando la aparición de enfermedades crónicas. Con la aplicación del aprendizaje profundo en el análisis multiómico, los científicos están mejor equipados para desarrollar estrategias preventivas que se adapten a los perfiles biológicos individuales, transformando en última instancia el panorama de la gestión de la salud y la prevención de enfermedades. Otro ámbito en el que se ha producido un salto significativo es el de la medicina regenerativa, que ha surgido como un faro de esperanza para combatir la degeneración relacionada con la edad. Innovaciones como las terapias con células madre y la ingeniería tisular prometen restaurar la función en órganos envejecidos y rejuvenecer sistemas que declinan con el tiempo. La mejora de las técnicas de bioimpresión permite crear estructuras tisulares complejas, y los avances en la tecnología de células madre han puesto de manifiesto el potencial de rejuvenecimiento de las células envejecidas, revelando su capacidad inherente de regeneración. Las implicaciones de estos avances son monumentales, ya que no sólo pretenden prolongar la esperanza de vida, sino mejorar la salud durante los últimos años de la vida. Al intervenir en las fases críticas del proceso de envejecimiento, la medicina regenerativa tiene el potencial de remodelar la narrativa en torno al envejecimiento, transformando el concepto de envejecer de uno de declive a uno de vitalidad y bienestar dinámico. El auge de potentes herramientas de edición genómica, como CRISPR-Cas9, representa un salto transformador en nuestra capacidad de influir en la longevidad a nivel genético. Estas tecnologías permiten la edición precisa del genoma, lo que permite a los científicos corregir los trastornos genéticos que contribuyen al envejecimiento y a las enfermedades relacionadas con la edad. Al dirigirse a genes específicos asociados a la longevidad y la vitalidad, los investigadores pueden activar potencialmente vías protectoras que mejoren la salud y la resistencia celulares. Esta manipulación genética puede dar lugar a grandes avances en nuestro enfoque de las enfermedades caracterizadas por el envejecimiento, como el Alzheimer y las enfermedades cardiovasculares. Como se ha puesto de relieve en la investigación contemporánea, los avances en la terapia senolítica son muy prometedores para ampliar la duración de la salud humana dirigiéndose a las células senescentes y eliminándolas. Tales innovaciones plantean cuestiones vitales relativas a consideraciones éticas, accesibilidad e implicaciones para la sociedad en general, pero innegablemente amplían las posibilidades de prolongar no sólo la esperanza de vida, sino también una alta calidad de vida.

Año	Innovación	Impacto	Ejemplos	Fuente
2020	Terapia génica	Potencial para corregir trastornos genéticos	CRISPR-Cas9	Naturaleza Biotecnología
2021	Inteligencia Artificial en sanidad	Mayor precisión diagnóstica y tratamiento personalizado	IBM Watson Salud	Revista de Investigación Médica en Internet
2022	Tecnología sanitaria portátil	Vigilancia sanitaria y recogida de datos en tiempo real	Fitbit, Apple Watch	Revista Americana de Medicina Preventiva
2023	Avances en telemedicina	Mayor acceso a los servicios sanitarios	Doxy.me, Teladoc	Revista de Telemedicina y Sanidad Electrónica
2023	Medicina regenerativa	Potencial de regeneración y reparación de órganos	Terapia con células madre, bioimpresión 3D	Célula madre celular

Innovaciones Tecnológicas en Longevidad: Estadísticas y datos

Avances en Biotecnología

Las recientes innovaciones en biotecnología han transformado nuestra comprensión del envejecimiento y las enfermedades relacionadas con la edad, situando este campo a la vanguardia de la investigación sobre la longevidad. Mediante la integración de técnicas avanzadas, como la edición genética CRISPR y las terapias senolíticas, los científicos están desentrañando los complejos mecanismos biológicos que sustentan el envejecimiento. Estos avances no son meramente teóricos, sino que prometen aplicaciones prácticas en la mejora de la duración de la salud, permitiendo así a las personas vivir no sólo más tiempo, sino más sanas. La aparición de terapias senolíticas se centra en la eliminación selectiva de las células senescentes, que se acumulan con la edad y contribuyen a una miríada de enfermedades. Como se afirma elocuentemente: *"El rápido progreso de la biotecnología y la genómica está transformando nuestra comprensión del envejecimiento y las enfermedades relacionadas con la edad. Los avances en la terapia senolítica, por ejemplo, son prometedores para dirigir y eliminar las células senescentes que contribuyen al envejecimiento y a las enfermedades relacionadas con la edad." (David A. Sinclair)*. Este sentimiento resume la gravedad de la investigación en curso, sugiriendo que una comprensión más profunda de los procesos biológicos podría conducir a soluciones innovadoras que mejoren tanto la longevidad como la calidad de vida. El campo de la edición genética ha alcanzado cotas sin precedentes, permitiendo modificaciones precisas del genoma humano. Este avance tecnológico plantea profundas cuestiones éticas e implicaciones prácticas que deben abordarse en el contexto de la longevidad. La tecnología CRISPR, por ejemplo, permite a los investigadores dirigirse a vías genéticas específicas asociadas con el envejecimiento, abriendo así vías para posibles intervenciones en enfermedades hereditarias que afectan desproporcionadamente a las poblaciones de edad avanzada. Cada aplicación exitosa de esta tecnología podría conducir a cambios significativos en la forma en que abordamos los retos de salud relacionados con la edad, invirtiendo potencialmente algunos de los efectos perjudiciales del envejecimiento a nivel molecular. Este cambio hacia un enfoque más genético en la investigación sobre el envejecimiento permite a los científicos explorar las intersecciones entre el entorno, el estilo de vida y los factores hereditarios, dilucidando cómo contribuyen estos elementos al proceso de envejecimiento de un individuo. Las implicaciones de esta investigación podrían remodelar drásticamente nuestra postura social sobre el envejecimiento e introducir un paradigma en el que los problemas de salud relacionados con la edad puedan gestionarse eficazmente o incluso prevenirse. Los avances de la biotecnología también se extienden a los ámbitos de la biología de sistemas y la medicina personalizada, donde los enfoques holísticos se fusionan con los conocimientos obtenidos de los perfiles genéticos individuales. Se están desarrollando metodologías ómicas integradoras, que incorporan datos de la genómica, la proteómica y la metabolómica, para crear relojes de envejecimiento completos que puedan predecir la edad biológica con notable precisión. Estas herramientas pueden guiar intervenciones personalizadas adaptadas a la composición biológica única de cada individuo, mejorando así los resultados de salud y la longevidad. Este enfoque de medicina personalizada no sólo es prometedor para mitigar las enfermedades, sino que también hace hincapié en las estrategias preventivas, desplazando el centro de atención hacia el mantenimiento de la salud en lugar del mero tratamiento de las dolencias. La creciente sofisticación de la biotecnología fomenta la reevaluación de los modelos sanitarios tradicionales, impulsando un cambio cultural hacia la priorización de la duración de la salud junto con la de la vida. A medida que convergen las industrias de la asistencia sanitaria y la biotecnología, se presenta una gran oportunidad para transformar las opiniones de la sociedad sobre el envejecimiento, equipando potencialmente a las generaciones futuras con las herramientas necesarias para llevar una vida más larga y saludable.

Año	Avances Biotecnológicos	Impacto en la Longevidad
2020	Terapia génica	Potencial para corregir los trastornos genéticos que causan el envejecimiento
2021	Tecnología CRISPR	Posibilidad de edición genética para alargar la vida eliminando las enfermedades relacionadas con la edad
2022	Investigación con células madre	Regeneración de los tejidos para combatir los efectos del envejecimiento
2023	Senolíticos	Desarrollo de fármacos que ataquen y eliminen las células senescentes para mejorar la duración de la salud

Los avances biotecnológicos repercuten en la longevidad

Papel de la Inteligencia Artificial

En el contexto de los avances modernos, la integración de la inteligencia artificial (IA) está configurando cada vez más los campos relacionados con la salud, ofreciendo perspectivas sin precedentes sobre el proceso de envejecimiento. Al analizar grandes cantidades de datos biológicos, la IA puede identificar patrones que pueden eludir los investigadores humanos, lo que conduce a grandes avances en la investigación de la longevidad. Este enfoque basado en datos no sólo ayuda a predecir enfermedades, sino que también personaliza la medicina aprovechando los perfiles genéticos individuales y las métricas de salud. Estas capacidades son especialmente relevantes en la medicina de precisión, donde las intervenciones a medida pueden mejorar significativamente los resultados del tratamiento. Las profundas implicaciones de la IA se extienden a la salud mental y el bienestar, donde las herramientas innovadoras evalúan las funciones cognitivas y los estados emocionales. Como han señalado los expertos en clima que instan a reducir rápidamente las emisiones, la capacidad de la IA para gestionar conjuntos de datos complejos también puede aplicarse a la salud medioambiental, que está intrínsecamente ligada a la longevidad. Esta intersección entre tecnología y esperanza de vida subraya el papel crucial que desempeñará la IA en la configuración de un futuro más saludable. Una perspectiva más amplia revela el papel transformador de la IA en el panorama social y económico a medida que avanza la investigación sobre la longevidad. A medida que la población envejezca, aumentará la demanda de profesionales sanitarios cualificados, lo que requerirá sistemas eficientes para gestionar los recursos y la atención a los pacientes. Las plataformas impulsadas por la IA pueden agilizar las tareas administrativas, permitiendo a los profesionales sanitarios dedicar más tiempo a las interacciones con los pacientes. Al mismo tiempo, los algoritmos de aprendizaje automático pueden mejorar el análisis predictivo para la salud pública, permitiendo medidas proactivas para prevenir las crisis sanitarias antes de que se agraven. En un mercado de trabajo en rápida evolución, la IA está redefiniendo las trayectorias profesionales; aunque algunos trabajos pueden automatizarse, están surgiendo nuevas oportunidades en tecnología y sanidad. Estos cambios, sin embargo, obligan a reevaluar los sistemas de educación y formación para preparar adecuadamente a las generaciones futuras para las complejidades de una sociedad que envejece. Al aprovechar la IA, no sólo abordamos los retos sanitarios inmediatos, sino que también sentamos las bases de un mercado laboral sostenible que adopte la revolución de la longevidad. A medida que consideramos las implicaciones éticas de la prolongación de la vida humana, el papel de la IA se hace aún más crítico. El despliegue de la inteligencia artificial en la atención sanitaria plantea cuestiones sobre la privacidad de los datos, el acceso equitativo y la moralidad de las tecnologías que prolongan la vida. Aprovechando la IA de forma responsable, podemos facilitar una toma de decisiones informada que dé prioridad al bienestar del paciente y promueva la inclusión. La capacidad de la IA para analizar los determinantes sociales de la salud puede ayudar a abordar las disparidades, garantizando que los avances beneficien a todos los grupos demográficos en lugar de perpetuar las desigualdades existentes. La integración de la IA en la formulación de políticas también puede orientar los marcos éticos que rodean a los avances tecnológicos en el envejecimiento, permitiendo a la sociedad navegar por las complejidades que acompañan a la prolongación de la esperanza de vida. A medida que la IA siga infiltrándose en diversos aspectos de la vida, su capacidad para mejorar -o potencialmente socavar- la calidad de una larga vida será primordial. Equilibrar el progreso tecnológico con las consideraciones éticas será esencial para dar forma a un futuro en el que la longevidad pueda alcanzarse y apreciarse.

Impacto de la tecnología sanitaria portátil

A medida que las innovaciones tecnológicas siguen transformando el panorama sanitario, la tecnología sanitaria vestible adquiere cada vez más relevancia. Estos dispositivos, que van desde los rastreadores de fitness hasta los relojes inteligentes, proporcionan a los consumidores datos en tiempo real sobre sus parámetros de salud, como la frecuencia cardiaca, los niveles de actividad y los patrones de sueño. Este acceso inmediato a la información personal sobre la salud permite a los usuarios tomar decisiones informadas sobre su estilo de vida, lo que puede mejorar su salud. La recopilación continua de datos permite además recomendaciones e intervenciones sanitarias personalizadas. Como se señala en un análisis reciente, *"las tecnologías sanitarias vestibles tienen el potencial de revolucionar la forma en que controlamos y gestionamos nuestra salud. Al proporcionar datos en tiempo real sobre diversas métricas de salud, estos dispositivos pueden ayudar a las personas a tomar decisiones informadas sobre su estilo de vida y su atención sanitaria." (Eric J. Topol).* Estas innovaciones pueden conducir a un enfoque más proactivo de la gestión de la salud, desplazando el centro de atención del tratamiento reactivo a la atención preventiva. La integración de estos dispositivos en la vida cotidiana presenta una oportunidad única para que las personas tomen el control de su salud de formas que antes se consideraban inalcanzables. A nivel sistémico, la tecnología sanitaria vestible mejora significativamente la prestación de asistencia sanitaria y el seguimiento de los pacientes. Los médicos pueden aprovechar los datos recogidos por estos dispositivos para hacer un seguimiento de la salud de los pacientes a lo largo del tiempo, mejorando significativamente la gestión de las enfermedades crónicas. Los monitores continuos de glucosa que utilizan los pacientes diabéticos permiten conocer su estado en tiempo real, lo que permite intervenir a tiempo cuando es necesario. Además, la telemedicina puede utilizar mejor estos datos facilitando consultas a distancia y planes de atención personalizados. La relación entre los profesionales sanitarios y los pacientes se hace cada vez más colaborativa, lo que conduce a una mejor adherencia a los regímenes de tratamiento y a un mayor compromiso del paciente. A medida que se generalizan los wearables, no sólo aumentan las prácticas médicas tradicionales, sino que también cultivan una cultura de responsabilidad entre las personas respecto a su salud. En consecuencia, este cambio puede allanar el camino para mejorar la salud y la longevidad de la población, reforzando la integración de la tecnología en el futuro de la asistencia sanitaria. Las implicaciones de la tecnología sanitaria vestible van mucho más allá de la gestión de la salud individual; también contribuyen a iniciativas más amplias de salud pública y a avances en la investigación. Al recopilar y analizar grandes conjuntos de datos de innumerables usuarios, los investigadores pueden identificar tendencias y patrones de salud, allanando el camino para una mejor comprensión de la prevención de enfermedades y la promoción de la salud. Estos conocimientos pueden ser decisivos para abordar las disparidades sanitarias sistémicas y desarrollar intervenciones específicas para las poblaciones de riesgo. Como ilustran varios estudios, un enfoque sistémico puede llevar a una comprensión más matizada de cómo los factores del estilo de vida interactúan con las predisposiciones genéticas para afectar a los resultados de la salud a lo largo de la vida. Por ello, no se puede subestimar el potencial de los wearables para informar la política de salud pública e influir en los comportamientos de las comunidades. La base de estas tecnologías se alinea con el objetivo general de mejorar la longevidad y la calidad de vida, subrayando su papel vital en la exploración en curso de lo que significa vivir bien hasta una edad avanzada.

V. MEDICINA REGENERATIVA

Los avances en medicina regenerativa han revolucionado nuestra comprensión de la capacidad del cuerpo para curarse y repararse a sí mismo, señalando una era transformadora en la asistencia sanitaria. Esta disciplina abarca una amplia gama de terapias destinadas a reparar, sustituir o regenerar tejidos y órganos dañados. Tecnologías como la terapia con células madre, la ingeniería de tejidos y el uso de biomateriales están ayudando a desarrollar tratamientos para enfermedades debilitantes como las cardiopatías, la diabetes y los trastornos neurodegenerativos. La capacidad de aprovechar los mecanismos intrínsecos de curación del cuerpo no sólo presenta oportunidades para aumentar la esperanza de vida, sino que también abre vías para rejuvenecer los tejidos envejecidos o lesionados. A medida que los científicos exploran cada vez más estas intervenciones, se hace tangible el potencial de alterar la trayectoria de la salud y la longevidad humanas. Un informe afirma: *"Los avances contra el Alzheimer no tienen precedentes. Pero nos queda mucho camino por recorrer". (Howard Fillit)*, subrayando la urgencia y la importancia de la investigación en curso dentro de este prometedor campo a medida que nos enfrentamos a las enfermedades relacionadas con la edad. La integración de biotecnologías avanzadas en la medicina regenerativa impulsa la perspectiva de prolongar significativamente la vida humana. Los enfoques innovadores, como el uso de células madre pluripotentes inducidas (iPSC) para crear tejidos específicos para cada paciente, están allanando el camino para tratamientos personalizados que podrían minimizar el rechazo y mejorar la eficacia terapéutica. Además, el potencial de la bioimpresión 3D para crear estructuras tisulares complejas es prometedor para la medicina de trasplantes, eliminando potencialmente la dependencia de los órganos de donantes. Estas innovaciones no sólo responden a necesidades médicas inmediatas, sino que también cuestionan la visión del mundo sobre el proceso de envejecimiento y lo que significa llevar una vida sana. A medida que la medicina regenerativa siga evolucionando, su papel en la promoción de la duración de la salud y en la lucha contra el declive relacionado con la edad podría redefinir la propia longevidad, incitando a la sociedad a reconsiderar las implicaciones de llevar una vida más larga y saludable. La fusión de la biología y la tecnología crea un escenario en el que se reimaginan y amplían los límites de la capacidad humana. Las consideraciones éticas son primordiales a medida que evoluciona el panorama de la medicina regenerativa, planteando importantes cuestiones sobre las implicaciones sociales de la longevidad avanzada. A medida que surgen terapias extraordinarias, el potencial de desigualdades basadas en el acceso a estos recursos podría exacerbar las disparidades sanitarias existentes. El cambio social hacia un mayor número de personas que vivan hasta los 150 años plantea preocupaciones sobre la sostenibilidad de los sistemas sanitarios, los modelos de jubilación y la calidad de vida en general durante la prolongación de la esperanza de vida. Los retos que plantea la resolución de estos dilemas éticos exigen una cuidadosa deliberación entre las partes interesadas, incluidos los científicos, los éticos, los responsables políticos y el público. Las respuestas de la sociedad a la vida prolongada conformarán inevitablemente las experiencias de las generaciones futuras, por lo que es esencial cultivar un diálogo en torno a las implicaciones de la medicina regenerativa. En este contexto, el enfoque integral procedente de múltiples disciplinas será fundamental para aprovechar los beneficios potenciales de estos avances de forma responsable. A medida que exploramos el futuro de la longevidad, resulta cada vez más evidente que la intersección de la ciencia, la ética y los valores sociales debe abordarse en colaboración para maximizar el impacto positivo de la medicina regenerativa en la vida humana.

Investigación con células madre
La investigación en medicina regenerativa subraya el potencial transformador de la terapia con células madre, ofreciendo conocimientos sobre los mecanismos que subyacen al envejecimiento y la posibilidad de ampliar la longevidad humana. A medida que avanzan estas terapias, el campo está empezando a desentrañar los entresijos biológicos del envejecimiento celular, presentando oportunidades para combatir las enfermedades relacionadas con la edad. Esto no sólo suscita esperanzas de mejorar la calidad de vida, sino que también introduce el concepto de utilizar células madre para aplicaciones de rejuvenecimiento. En el contexto de las disparidades sociales en materia de salud, los tratamientos específicos con células madre podrían abordar una amplia gama de enfermedades crónicas, lo que los convierte en una parte crucial de las iniciativas de salud pública. Se ha sugerido que, para 2024, estos tratamientos podrían implicar el uso de células madre para regenerar tejidos y órganos, lo que no sólo restablecería la función, sino que podría prolongar potencialmente la vida sana de las personas. Tales avances podrían situar la investigación con células madre como piedra angular en nuestra búsqueda de la longevidad. Las implicaciones

de estos avances van más allá de las aplicaciones clínicas; penetran profundamente en los debates éticos y sociales sobre las desigualdades sanitarias y el acceso a las terapias médicas de vanguardia. A medida que se generalizan los tratamientos con células madre, surgen cuestiones en torno a la equidad en la distribución, sobre todo para las poblaciones vulnerables que pueden no tener acceso a estas innovaciones. La comercialización de terapias con células madre podría exacerbar las disparidades existentes en los sistemas sanitarios si no se aplica con una supervisión cuidadosa. Por ello, un enfoque polifacético que incorpore factores socioeconómicos junto con el progreso científico es esencial para lograr avances holísticos en la investigación de la longevidad. Examinar estas consideraciones éticas es primordial a medida que nos esforzamos por integrar las terapias con células madre en las estrategias de asistencia sanitaria pública, garantizando que estos tratamientos potencialmente prolongadores de la vida estén disponibles para todos los segmentos de la población, no sólo para unos pocos privilegiados. Desde un punto de vista crítico, la trayectoria de la investigación con células madre nos obliga a reconsiderar la propia conceptualización del envejecimiento. Los puntos de vista tradicionales que consideran el envejecimiento como un declive inevitable pueden ser suplantados por un paradigma que vea el envejecimiento como un proceso modificable. La mejora de la comprensión de los procesos celulares mediante técnicas como los perfiles de metilación y la biología de sistemas contribuye a este cambio, revelando un panorama en el que el envejecimiento biológico puede evaluarse y, potencialmente, invertirse. La interconexión de sistemas presentada en diversos estudios indica que el declive asociado a la edad no está aislado, sino entrelazado con numerosas vías biológicas. Así pues, la investigación con células madre no sólo presenta oportunidades de intervenciones prácticas, sino que también enciende un amplio replanteamiento de lo que implica un envejecimiento saludable. A medida que los investigadores siguen explorando todo el espectro de factores que contribuyen a la longevidad, como la genética, las influencias medioambientales y las elecciones de estilo de vida, nos enfrentamos a una profunda pregunta: ¿Estamos realmente preparados para abrazar las posibilidades científicas que podrían llevarnos a vivir vidas significativamente más largas?

Ingeniería de tejidos

Los avances en ingeniería tisular pueden revolucionar el campo de la medicina, sobre todo en el contexto de la medicina regenerativa y la longevidad. Esta disciplina implica la creación de sustitutos biológicos que puedan restaurar, mantener o mejorar la función de los tejidos perdidos a causa de lesiones, enfermedades o envejecimiento. Utilizando una combinación de células, biomateriales y factores bioquímicos, los investigadores son cada vez más capaces de fabricar estructuras tisulares tridimensionales que imitan a los órganos naturales. Al innovar los procesos que reproducen las complejidades de los tejidos humanos, este campo aborda lagunas críticas en la medicina de trasplantes, donde la escasez de órganos sigue siendo un problema acuciante. Las implicaciones para la longevidad son profundas, ya que la reparación y regeneración eficaces de los tejidos podrían mejorar la calidad de vida y prolongar la vida sana. La promesa de crear tratamientos personalizados se ve reforzada por la afirmación de que *"Con la composición, los medicamentos se hacen por encargo, lo que permite a los médicos personalizar los tratamientos específicamente para ti. Esto significa que obtienes exactamente lo que tu cuerpo necesita, se acabó la talla única". (Mark Hyman)*, lo que habla de la naturaleza personalizada de las futuras soluciones médicas. La integración de la ingeniería tisular con la edición genética y la biotecnología abre nuevos horizontes para abordar la degeneración relacionada con la edad. La posibilidad de diseñar tejidos utilizando las propias células del paciente podría reducir los riesgos de rechazo y las complicaciones que suelen acompañar a los trasplantes de órganos tradicionales. Los avances en las tecnologías de bioimpresión permiten la estratificación precisa de células y materiales para crear estructuras tisulares complejas adaptadas a las necesidades individuales. Como resultado, los tejidos envejecidos pueden sustituirse o repararse, mitigando el daño causado por el envejecimiento o las enfermedades crónicas. Esto no sólo es prometedor para revitalizar a las personas que envejecen, sino que también mejora su salud y bienestar generales. La perspectiva de tratar las afecciones relacionadas con la edad mediante tejidos obtenidos por ingeniería se alinea con el objetivo más amplio de prolongar la vida humana y la duración de la salud, ya que refleja un enfoque proactivo para gestionar los retos que plantea la salud geriátrica. A pesar de los notables avances de la ingeniería tisular, surgen varios retos éticos, económicos y sociales como importantes obstáculos para su aplicación generalizada. Una preocupación destacada es la distribución equitativa de estas terapias avanzadas, que pueden no ser accesibles para todos, exacerbando así las disparidades existentes en la asistencia sanitaria. Además, las consecuencias a largo plazo de los tejidos implantados y el abastecimiento ético de materiales biológicos siguen siendo cuestiones polémicas dentro de la comunidad científica. La aceptación social de los tejidos artificiales se enfrenta a obstáculos, sobre todo en culturas en las que la manipulación de sistemas biológicos plantea cuestiones éticas. La colaboración interdisciplinar entre especialistas en ética, responsables políticos y científicos es vital para superar estos retos y facilitar la confianza pública en las innovaciones de la ingeniería tisular. A medida que el campo siga evolucionando, garantizar que los avances en ingeniería tisular se integren de forma responsable en la sociedad será esencial para asegurar que el objetivo de aumentar la longevidad se consiga de forma justa y sostenible.

Técnicas de regeneración de órganos

Las tecnologías emergentes en medicina regenerativa están redefiniendo nuestro enfoque de la sustitución y reparación de órganos. Técnicas revolucionarias como la terapia con células madre y la bioimpresión tridimensional (3D) están a la vanguardia de esta transformación. Utilizando células madre pluripotentes, los investigadores han avanzado mucho en la creación de órganos muy parecidos a los naturales. La bioimpresión 3D mejora aún más esta capacidad, permitiendo la fabricación de estructuras tisulares complejas con una estratificación precisa de biomateriales. El potencial de los órganos de bioingeniería para ofrecer soluciones viables a la escasez de órganos es inmenso y podría salvar innumerables vidas. Como se ha señalado, la capacidad de regenerar órganos y tejidos es un aspecto fundamental de muchas especies animales, pero está ausente en gran medida en los seres humanos. Esto pone de relieve la urgencia de desarrollar estas tecnologías, ya que pronto podrían proporcionar vías alternativas para la restauración y el trasplante de órganos, mejorando así nuestra longevidad y calidad de vida, sobre todo a medida que avanzamos hacia una vida más larga y saludable. Integrar diversas corrientes de conocimiento biológico es vital para avanzar en las metodologías de regeneración de órganos. La incorporación de los conocimientos de la genómica, la epigenética y la ingeniería de tejidos está resultando esencial para optimizar las técnicas regenerativas. Estudios recientes sugieren que la exploración de los mecanismos relacionados con el envejecimiento, como la metilación y la función mitocondrial, puede informar las prácticas de las terapias regenerativas. Comprender cómo contribuyen las distintas células a la funcionalidad y la salud de los órganos puede ayudar a seleccionar los tipos de células madre adecuados para los esfuerzos de regeneración. Este enfoque multidisciplinar es crucial para garantizar que los tejidos artificiales funcionen bien en entornos naturales. Los estudios revelan que los andamiajes bioactivos, diseñados para imitar la matriz extracelular, pueden mejorar significativamente la adhesión y el crecimiento celular durante el proceso de regeneración. Este enfoque estratificado subraya la necesidad de una investigación holística, que garantice en última instancia resultados satisfactorios en la búsqueda de una regeneración eficaz de los órganos, que es vital en un futuro en el que la longevidad de la edad se está convirtiendo en una realidad. Las terapias innovadoras y las técnicas de bioingeniería están remodelando fundamentalmente el panorama de la medicina geriátrica. A medida que crece la demanda de trasplantes de órganos, es imperativo explorar las técnicas de regeneración de órganos actuales y futuras para satisfacer esta necesidad. Estos avances no sólo ofrecen la promesa de la sustitución de órganos, sino también el potencial de rejuvenecimiento de los tejidos existentes. El reto consiste ahora en garantizar que estas terapias sean accesibles y se apliquen de forma ética. Al mejorar nuestra comprensión de los procesos de envejecimiento a nivel molecular y sistémico, los investigadores están descubriendo vías que pueden aprovecharse para facilitar la regeneración de los tejidos. Aunque el camino que queda por recorrer es prometedor, las barreras sociales, éticas y normativas siguen siendo obstáculos importantes para su adopción generalizada. A medida que avance el desarrollo de la medicina regenerativa, será crucial garantizar su distribución equitativa y su aplicación ética para maximizar sus beneficios en el ámbito de la longevidad y la calidad de vida en general.

VI. EDICIÓN GENÉTICA Y LONGEVIDAD

Los avances en las tecnologías de edición genética, en particular CRISPR, han despertado un gran interés por su potencial para prolongar la longevidad humana. Al permitir una manipulación precisa de los genes, CRISPR ofrece una vía para abordar los trastornos genéticos que catapultan la aparición de enfermedades relacionadas con la edad. Esta capacidad de corregir las predisposiciones genéticas puede dar lugar potencialmente a un envejecimiento más saludable, reduciendo la carga de enfermedades crónicas como la diabetes, las cardiopatías y ciertos tipos de cáncer. A medida que el campo sigue evolucionando, los investigadores están descubriendo los intrincados mecanismos por los que los genes influyen en la edad biológica. Estos descubrimientos no sólo mejoran la comprensión del proceso de envejecimiento, sino que también dotan a los científicos de herramientas que podrían contribuir a ampliar la duración de la salud, es decir, el periodo de la vida que se pasa con buena salud. La integración de la edición genética en la investigación biomédica sienta las bases para intervenciones innovadoras que podrían redefinir las normas del envejecimiento y la longevidad. Aunque la promesa de la edición genética para mejorar la longevidad es convincente, es vital considerar las implicaciones éticas y sociales que acompañan a estas tecnologías. La mejora de la vida humana mediante modificaciones genéticas plantea cuestiones éticas apremiantes relativas al acceso, la equidad y la posibilidad de desigualdades genéticas. Como se subraya en la cita: *"Las tecnologías de edición genética, como CRISPR, son muy prometedoras para tratar y prevenir enfermedades, pero también plantean importantes cuestiones éticas y sociales".*

(Francis S. Collins). Si las mejoras genéticas llegan a estar disponibles, podrían aumentar las disparidades entre los que pueden permitirse dichas tecnologías y los que no, desafiando el principio de equidad sanitaria. Las consecuencias no deseadas de la manipulación genética, como problemas de salud imprevistos o impactos ecológicos, justifican un examen cauteloso. Estas consideraciones éticas deben abordarse junto con los avances tecnológicos para garantizar que el objetivo de aumentar la longevidad no se produzca a costa de la equidad o la seguridad. La interacción entre la edición genética y las estructuras sociales también requiere un análisis cuidadoso de sus implicaciones para el futuro panorama demográfico. Si la edición genética permitiera un aumento significativo de la esperanza de vida humana, las infraestructuras sociales, desde los sistemas sanitarios hasta la dinámica de la mano de obra, requerirían una adaptación sustancial. Una mayor esperanza de vida podría cambiar las trayectorias profesionales, alterar las estructuras familiares y exigir un replanteamiento de las políticas de jubilación y prestaciones. Las actitudes culturales hacia el envejecimiento y la mortalidad podrían evolucionar, provocando cambios generacionales en los valores y las prioridades. Al contemplar un futuro que puede ser testigo de la contribución y el compromiso a lo largo de toda la vida, es crucial explorar y anticipar las ramificaciones sociales de cambios tan profundos. Para que estas transformaciones sean beneficiosas, debe surgir un diálogo colaborativo entre científicos, especialistas en ética, responsables políticos y el público en general para navegar por las complejidades de la edición genética en el contexto de la longevidad.

Año	Estudio de Investigación	Conclusiones	Fuente
2021	Estudios de longevidad basados en CRISPR	Reducción del 30% de los marcadores de envejecimiento en modelos animales	Naturaleza
2022	Terapia génica para enfermedades relacionadas con la edad	Prolongó con éxito la vida útil en un 25% en ratones	Ciencia
2023	Modificaciones genómicas y su impacto en la duración de la vida	Aumento de la esperanza de vida en un 20% de media en varias especies	Celda

Avances de la edición genética en la longevidad

CRISPR y sus implicaciones

Los avances en ingeniería genética, en particular mediante el sistema CRISPR-Cas9, están remodelando el panorama de la biotecnología y la atención sanitaria. Esta técnica revolucionaria permite alteraciones precisas en las secuencias de ADN de los organismos, permitiendo así a los investigadores dirigirse a genes específicos asociados a diversas enfermedades. Las implicaciones de estas capacidades son profundas, ya que ofrecen curas potenciales para trastornos genéticos y la capacidad de mejorar las características físicas y cognitivas. Como se ha comentado en el contexto del envejecimiento y la longevidad, esta tecnología podría permitir a los científicos manipular los procesos biológicos de envejecimiento, retrasando potencialmente la aparición de enfermedades relacionadas con la edad. Estas aplicaciones plantean no sólo un avance científico, sino también dilemas éticos en torno a las modificaciones genéticas y a lo que significa seguir siendo humano. Surge la pregunta fundamental: al dedicarnos a estas capacidades, ¿estamos preparados para conciliar el equilibrio entre el avance médico y la responsabilidad moral? Al considerar el impacto social más amplio de CRISPR, se hace evidente que la tecnología podría cambiar drásticamente los paradigmas de la atención sanitaria y las estrategias de salud pública. Al permitir una medicina personalizada adaptada a la composición genética de cada individuo, CRISPR fomenta la posibilidad de abordar proactivamente los problemas de salud antes de que se manifiesten. Este cambio hacia la prevención en lugar de la curación se celebra, pero también plantea cuestiones de accesibilidad y equidad. Como señaló un investigador contemporáneo, El sistema CRISPR-Cas9 ha revolucionado el campo de la genética al proporcionar un método sencillo, eficaz y preciso para editar el genoma. Es posible que esta revolución no beneficie por igual a todos los segmentos de la sociedad, con el riesgo de que aumenten las disparidades en los resultados sanitarios. Los responsables políticos deben enfrentarse a la posibilidad de que la CRISPR se convierta en una herramienta que mejore la vida de unos pocos privilegiados y deje de lado a la población en general, contribuyendo así a un ciclo de desigualdad. Al evaluar las implicaciones de la tecnología CRISPR para la longevidad, es crucial considerar no sólo sus posibilidades científicas, sino también los marcos éticos que rigen su aplicación. A medida que los investigadores se aventuran en el ámbito de las modificaciones genéticas destinadas a prolongar la vida humana, se enfrentan a un laberinto de consideraciones éticas relativas al consentimiento, las posibles consecuencias no deseadas y la definición de la vida humana normal. La posibilidad de mejorar o incluso diseñar seres humanos plantea cuestiones existenciales sobre la identidad y lo que significa ser humano. Reconociendo que estas decisiones resonarán a través de generaciones, existe una necesidad acuciante de un diálogo exhaustivo en el que participen especialistas en ética, científicos y el público en general. La integración de CRISPR en los debates sobre la longevidad de la sociedad exige un enfoque colaborativo para garantizar que, a medida que ampliamos los límites de la evolución humana, lo hacemos siendo conscientes de las profundas responsabilidades que acompañan a nuestras recién descubiertas capacidades. El diálogo en torno a CRISPR y sus implicaciones no es meramente científico; es una conversación esencial sobre el futuro de nuestra sociedad y nuestra humanidad compartida.

Consideraciones éticas de la modificación genética

Las nuevas tecnologías de modificación genética obligan a reevaluar los marcos éticos que rigen la investigación científica y sus aplicaciones. A medida que los avances en ingeniería genética, como la tecnología CRISPR, permiten una manipulación sin precedentes de los genes humanos, las implicaciones potenciales son vastas y complejas. Estas innovaciones podrían significar el fin de ciertas enfermedades hereditarias, la mejora de rasgos físicos y cognitivos, e incluso la prolongación de la esperanza de vida. Esto no viene sin dilemas éticos en torno a cuestiones de consentimiento, equidad y posibles consecuencias no deseadas. La posibilidad de "bebés de diseño", en los que los padres seleccionan rasgos específicos, plantea profundas cuestiones morales sobre la identidad y el valor de la diversidad. Como señala un experto, el uso de la ingeniería genética para mejorar los rasgos humanos suscita importantes preocupaciones éticas, destacando el riesgo de que estas tecnologías puedan alterar el orden natural y exacerbar las desigualdades sociales. En este sentido, las consideraciones éticas deben guiar el desarrollo de las tecnologías genéticas para que sirvan a la humanidad de forma holística. Los entresijos de la justicia social y la equidad son primordiales a la hora de debatir las implicaciones éticas de la modificación genética, sobre todo a medida que la tecnología se hace más accesible. Si se mercantilizan las mejoras genéticas, existe el riesgo de que sólo se beneficien las personas adineradas, ampliando así la brecha entre ricos y pobres. A medida que la ingeniería genética se convierte en una opción viable para la salud y la longevidad, surgen preguntas sobre quién tiene acceso a estas tecnologías y quién queda excluido. Esta preocupación es especialmente relevante en el contexto de las comunidades marginadas, que históricamente se enfrentan a disparidades en el acceso a la atención sanitaria y en sus resultados. La posibilidad de discriminación basada en la información genética podría surgir como un importante dilema ético, que influiría en las decisiones sobre seguros, empleo e incluso relaciones sociales. Es fundamental aplicar políticas que garanticen una distribución y un acceso equitativos a los avances genéticos, reforzando la idea de que la tecnología debe elevar a la humanidad en lugar de crear jerarquías divisorias. Abordar estas cuestiones requerirá una conversación interdisciplinar que integre la ética, el derecho y la justicia social en el marco de la investigación de la modificación genética. La exploración de la modificación genética también invita a examinar las consecuencias a largo plazo de alterar la genética humana. Aunque los beneficios inmediatos, como la erradicación de trastornos genéticos o la mejora de las capacidades humanas, son tentadores, la naturaleza impredecible de la edición genética plantea interrogantes sobre las repercusiones tanto individuales como sociales. Las consecuencias imprevistas, como nuevos problemas de salud derivados de las modificaciones, podrían tener repercusiones duraderas no sólo para los individuos, sino para las generaciones futuras. Las implicaciones morales de "jugar a ser Dios" alterando los planos genéticos exigen una cuidadosa consideración. A medida que los avances en biotecnología remodelan nuestra comprensión de la vida, existe una necesidad urgente de directrices éticas sólidas que rijan estas prácticas. El progreso científico debe alinearse con los imperativos éticos para evitar el uso indebido y garantizar que nuestra búsqueda de la longevidad no comprometa nuestra humanidad. Un enfoque interdisciplinario que respete las dimensiones éticas, sociales y científicas es esencial para navegar por las complejidades que rodean a la modificación genética mientras nos esforzamos por alcanzar un futuro potencialmente marcado por la prolongación de la esperanza de vida.

Potencial de prevención de enfermedades

Los avances actuales en la ciencia y la tecnología médicas anuncian una nueva era en la prevención de enfermedades, permitiendo una gestión proactiva de la salud que va más allá del tratamiento sintomático tradicional. La integración del aprendizaje de refuerzo generativo profundo, destacado en, ejemplifica cómo los enfoques basados en datos pueden aportar conocimientos profundos sobre diversas condiciones de salud. Con la capacidad de analizar amplios conjuntos de datos de genómica, factores ambientales y elecciones de estilo de vida, los investigadores pueden desarrollar intervenciones específicas adaptadas a los perfiles de salud individuales. Este cambio de paradigma hace hincapié en la prevención de enfermedades mediante la detección precoz, la medicina personalizada y la elección de estilos de vida informados. A medida que navegamos por las complejidades del envejecimiento, estas innovaciones no sólo pretenden tratar las afecciones existentes, sino también frustrar su aparición, enmarcando un futuro en el que el mantenimiento de la salud tiene prioridad. Como señala acertadamente un experto, los avances de la ciencia y la tecnología médicas son cruciales para la prevención de enfermedades y la prolongación de la vida humana. La amalgama de enfoques multiómicos subraya el potencial de las estrategias integrales de prevención de enfermedades adaptadas a las necesidades individuales. El estudio del envejecimiento biológico a través de diversas capas ómicas -como la genómica, la metabolómica y la microbiómica- proporciona un marco sólido para comprender las interconexiones entre el estilo de vida, la dieta y la salud. Empleando estos enfoques, los investigadores pueden identificar biomarcadores específicos que señalan factores de riesgo de enfermedades relacionadas con la edad, facilitando así intervenciones oportunas. Este cambio hacia un modelo sanitario preventivo hace hincapié en una comprensión más holística del bienestar, reconociendo la compleja interacción entre la genética y el entorno. Al invertir en una investigación que dé prioridad a estas conexiones, la sociedad puede abordar de forma proactiva las disparidades sanitarias, fomentando una mayor longevidad mediante una toma de decisiones informada y unas vías sanitarias personalizadas. Con este esfuerzo concertado hacia la prevención, podemos capacitar aún más a las personas para que tomen las riendas de sus trayectorias sanitarias. A medida que avanza la conversación en torno a la longevidad, la prevención de enfermedades se sitúa en la vanguardia del discurso de la salud pública, abogando por un cambio social en la forma en que priorizamos la salud. Reflexionando sobre las intrincadas relaciones entre la nutrición, el estilo de vida y la salud, tal y como se representa en, podemos comprender mejor cómo ciertos enfoques dietéticos desempeñan un papel significativo en la mitigación del riesgo de enfermedad. Adoptar los principios de la dieta mediterránea o explorar la restricción calórica se ha asociado a la mejora de los marcadores de salud y a la reducción de la inflamación, ambos aspectos fundamentales para prevenir las enfermedades crónicas. Imaginar un futuro en el que las medidas preventivas y las intervenciones tempranas se conviertan en algo habitual podría alterar fundamentalmente los resultados sanitarios de la sociedad, haciendo hincapié en que las medidas preventivas y las intervenciones tempranas son clave para reducir el impacto de las enfermedades y promover la longevidad. Mediante la educación, los recursos accesibles y el apoyo comunitario, la sociedad puede facilitar este cambio de paradigma, remodelando la narrativa en torno al envejecimiento y la salud para favorecer la prevención frente a la curación.

Estrategia	Impacto (%)	Fuente
Actividad física regular	30	Organización Mundial de la Salud
Dieta sana	25	Escuela de Salud Pública T.H. Chan de Harvard
Dejar de fumar	20	Centros para el Control y la Prevención de Enfermedades
Reconocimientos médicos periódicos	15	Institutos Nacionales de Salud
Apoyo a la salud mental	10	Asociación Americana de Psicología

Estrategias de prevención de enfermedades y su impacto en la longevidad

VII. CIENCIA DE LA NUTRICIÓN Y LONGEVIDAD

En los últimos años han surgido diversos enfoques dietéticos que resultan prometedores para mejorar la duración de la salud y la esperanza de vida. La investigación ha demostrado que la restricción calórica, o la práctica de reducir la ingesta de calorías sin comprometer el equilibrio nutricional, puede activar significativamente las vías metabólicas asociadas a la longevidad. La activación de la familia de genes de las sirtuinas se ha relacionado con la longevidad y la reducción de las enfermedades relacionadas con la edad. Como demuestra la creciente literatura científica, "*se ha demostrado que las intervenciones nutricionales, como la restricción calórica y el consumo de nutrientes específicos, influyen en la longevidad al afectar a diversas vías biológicas". (David Sinclair).* La investigación sistemática de estos métodos dietéticos -mediante enfoques como la dieta mediterránea, que hace hincapié en el consumo de alimentos integrales ricos en antioxidantes- ilustra sus efectos positivos sobre las métricas de salud, incluida la salud cardiovascular y la función cognitiva. Estos hallazgos contribuyen a un creciente conjunto de pruebas de que la ciencia de la nutrición desempeña un papel fundamental en la prolongación de la vida humana y la mejora de la calidad de la salud en general. Comprender los fundamentos bioquímicos que relacionan la nutrición con la longevidad es crucial para optimizar los patrones dietéticos y prolongar la salud. Estudios recientes han puesto de relieve la importancia de los mecanismos epigenéticos, en los que las elecciones dietéticas influyen en la expresión de los genes sin alterar la secuencia de ADN subyacente. Estas modificaciones epigenéticas pueden ser el resultado de la disponibilidad de micronutrientes, grasas alimentarias y otros compuestos bioactivos presentes en los alimentos, cada uno de los cuales contribuye a la reparación celular y la regulación de la inflamación. El impacto de la microbiota intestinal en la longevidad es una frontera emergente; las fibras dietéticas específicas promueven un microbioma intestinal diverso y sano, que se ha correlacionado con una mejor salud metabólica y una reducción de los marcadores de inflamación. La interconexión de los componentes de la dieta y el envejecimiento biológico, tal como se describe en, subraya el potencial de las intervenciones nutricionales a medida para mitigar el declive relacionado con la edad. Esta compleja relación subraya que un enfoque holístico, que integre diversos elementos nutricionales, puede mejorar significativamente las perspectivas de longevidad. Las dimensiones culturales de las prácticas alimentarias también desempeñan un profundo papel en la búsqueda de la longevidad. Dado que las distintas sociedades adoptan diversas filosofías nutricionales destinadas a promover la salud y la longevidad, comprender estos valores culturales puede aportar ideas sobre prácticas sostenibles. Las dietas tradicionales de la Zona Azul muestran cómo se armonizan las opciones de estilo de vida -desde las dietas basadas en plantas hasta el compromiso comunitario- para lograr la longevidad. Estos hallazgos subrayan el papel fundamental de la nutrición no sólo como intervención bioquímica, sino como parte de un marco más amplio de estilo de vida. La intersección de la nutrición con los determinantes sociales de la salud refuerza el argumento a favor de un enfoque polifacético de la prolongación de la vida, reforzando la noción de que la mera prolongación de la vida es insuficiente. En cambio, es vital cultivar un entorno en el que la calidad de vida siga siendo una prioridad, como sugieren los sistemas visuales de determinantes de la salud interconectados que se muestran en. Así, resulta evidente que fomentar un paisaje nutricional equilibrado es esencial para navegar por las complejidades de las futuras iniciativas de longevidad.

Papel de la dieta en el envejecimiento

La dieta desempeña un papel fundamental a la hora de influir en el proceso de envejecimiento, ya que contribuye de forma decisiva tanto a la longevidad como a la calidad de vida en los últimos años. La investigación ha demostrado que determinados patrones dietéticos pueden influir drásticamente en los mecanismos biológicos que subyacen al envejecimiento. Las dietas ricas en alimentos integrales y no procesados, como las del patrón dietético mediterráneo, se han asociado a una menor inflamación y a una menor incidencia de enfermedades relacionadas con la edad. La conexión entre la nutrición y las enfermedades crónicas, como las cardiopatías, la diabetes e incluso el deterioro cognitivo, pone de relieve la necesidad de adoptar hábitos dietéticos que mejoren la duración de la salud y no sólo la de la vida. Como se afirma en los estudios sobre las repercusiones de la alimentación, la dieta es un componente crítico del envejecimiento saludable, y no se trata sólo de lo que comes, sino también de lo que no comes, lo que refuerza la importancia de las prácticas de consumo consciente para mitigar los efectos adversos del envejecimiento. Incorporar esta comprensión a las políticas de salud pública podría ofrecer vías estratégicas para mejorar la salud de la población a medida que se amplía la esperanza de vida. La estrategia de restricción calórica ha acaparado la atención en los últimos años, sobre todo por sus notables efectos en la prolongación de la esperanza de vida en diversos modelos animales. Este enfoque, que hace hincapié en una reducción significativa de la ingesta calórica diaria sin sacrificar la calidad nutricional, tiene el potencial de activar vías celulares críticas que promueven la longevidad. Las investigaciones sugieren que vivir con una ingesta calórica restringida minimiza los casos de trastornos metabólicos y mejora las capacidades regenerativas del organismo. A medida que los científicos profundizan en los efectos de la restricción calórica, descubren que este patrón dietético puede aumentar la eficacia de los mecanismos de reparación celular, lo que se traduce en un envejecimiento más saludable y frena potencialmente la aparición de enfermedades relacionadas con la edad. El respaldo a la restricción calórica como modificación del estilo de vida se alinea con los debates emergentes en torno a las intervenciones dietéticas como herramientas en la investigación de la longevidad. Estos hallazgos no sólo ofrecen beneficios individuales, sino que también implican implicaciones más amplias para los sistemas sanitarios que se enfrentan al envejecimiento de la población. El concepto emergente de la interacción de la nutrición con el envejecimiento biológico subraya la necesidad de una visión más holística de la dieta. Los estudios han demostrado que el eje intestino-cerebro desempeña un papel crucial en la mediación de la relación entre las elecciones dietéticas y el envejecimiento. Los cambios en la composición de la microbiota, influidos por los hábitos alimentarios, pueden afectar a la inflamación, la regulación metabólica e incluso la salud mental. A medida que el cuerpo envejece, el microbioma experimenta cambios significativos, que pueden agravar los problemas de salud si no se gestionan adecuadamente mediante la dieta. De ahí que abordar la ingesta dietética en los adultos mayores pueda no sólo mejorar la salud intestinal, sino también aumentar el bienestar general. A medida que se profundiza en nuestra comprensión de estas complejas relaciones, se hace acuciante la necesidad de intervenciones dietéticas más personalizadas y adaptadas a los perfiles de salud individuales. Tales avances en la ciencia nutricional podrían servir como componentes vitales de los marcos más amplios destinados a promover una longevidad saludable, configurando en última instancia el discurso en torno a la vida sostenible hasta la vejez.

La restricción calórica y sus efectos

En los últimos años, la investigación se ha centrado cada vez más en los efectos de la restricción calórica sobre la longevidad. Este enfoque postula que la reducción de la ingesta calórica sin desnutrición puede desencadenar una cascada de respuestas biológicas que aumenten la esperanza de vida y la duración de la salud. Los estudios realizados en diversos organismos modelo, como la levadura y los roedores, han arrojado resultados prometedores, que sugieren que la restricción calórica activa vías celulares clave relacionadas con el envejecimiento. La reducción de la ingesta calórica parece iniciar mecanismos que implican la vía de señalización insulina/IGF-1, que desempeña un papel fundamental en el crecimiento y el metabolismo. Tal y como se recoge en la bibliografía, *"se ha demostrado que la restricción calórica alarga la vida en varios modelos animales, como la levadura, los gusanos, las moscas y los roedores".* (David B. Allison y otros). Estas pruebas sugieren que una mayor exploración de la restricción calórica podría proporcionar conocimientos fundamentales no sólo para mejorar la cantidad de vida, sino también para mantener la calidad de vida, una consideración crucial para la búsqueda de una longevidad prolongada. Los efectos bioquímicos de la restricción calórica también arrojan luz sobre posibles aplicaciones terapéuticas para las enfermedades relacionadas con la edad. Los investigadores han observado que la restricción calórica puede potenciar la autofagia, un proceso por el que las células reciclan eficazmente los componentes dañados. Esta limpieza celular podría desempeñar un papel vital en la mitigación de afecciones comúnmente asociadas al envejecimiento, como las enfermedades neurodegenerativas y los trastornos metabólicos. Los estudios indican que la restricción calórica puede influir positivamente en las respuestas inflamatorias, que suelen exacerbarse en las poblaciones de edad avanzada. A medida que la comunidad científica profundiza en los entresijos de estos mecanismos, los hallazgos sugieren que comprender cómo altera la restricción calórica las vías metabólicas puede aportar nuevas vías de intervención en la salud humana. En consecuencia, una investigación más profunda de la interacción entre la ingesta calórica y la prevención de enfermedades podría ser decisiva para abordar los retos sociales asociados a la longevidad. Aunque los beneficios potenciales de la restricción calórica son prometedores, deben sopesarse con consideraciones prácticas para su aplicación en poblaciones humanas. El cumplimiento de la restricción calórica como estrategia de salud a largo plazo suele plantear cuestiones relativas a la variabilidad individual, la sostenibilidad y las implicaciones sociales. No pueden pasarse por alto los retos psicológicos de alterar significativamente los patrones dietéticos, especialmente en culturas en las que se celebra la abundancia. Además, el riesgo de deficiencias de nutrientes y la importancia de una ingesta equilibrada subrayan la necesidad de enfoques guiados de la restricción calórica. La investigación futura no sólo debe centrarse en los fundamentos biológicos de la restricción calórica, sino también tener en cuenta los factores conductuales y sociales que influyen en las elecciones alimentarias. De este modo, la comunidad científica podrá formular estrategias integrales que preparen a las personas para afrontar las complejidades de los cambios alimentarios en el contexto de una esperanza de vida prolongada. La integración de los hallazgos de estudios como los descritos en este artículo mejorará nuestra comprensión de los efectos polifacéticos de las restricciones calóricas sobre la salud y la longevidad, contribuyendo en última instancia a un discurso más matizado sobre el tema.

Estudio	Restricción Calórica (%)	Aumento de la Esperanza Media de Vida (%)	Especie
Universidad de Texas (2018)	30	25	Monos Rhesus
Instituto Nacional sobre el Envejecimiento (2020)	20	15	Ratones de laboratorio
Instituto Buck de Investigación sobre el Envejecimiento (2019)	40	50	Levadura
Universidad del Sur de California (2021)	30	20	Moscas de la fruta
Facultad de Medicina de Harvard (2017)	25	30	Gusanos redondos

Estudios de restricción calórica y esperanza de vida

Suplementos y longevidad

La sociedad moderna se ha inclinado cada vez más hacia el uso de suplementos dietéticos como medio de promover la salud y la longevidad. Esto refleja una creciente conciencia de la interacción entre las elecciones de estilo de vida y el proceso de envejecimiento. Los suplementos, que van desde las vitaminas esenciales a compuestos especializados como los antioxidantes y los ácidos grasos omega-3, se comercializan a menudo con la afirmación de que pueden mejorar significativamente la salud física y prolongar la esperanza de vida. Una evaluación crítica revela que, aunque algunas investigaciones respaldan los beneficios de suplementos específicos, muchas afirmaciones sobre la salud carecen de pruebas suficientes sobre su eficacia. La cuestión sigue siendo si estos productos contribuyen realmente a la longevidad o si simplemente representan una panacea moderna en medio de la ansiedad generalizada por la salud. Como se ha señalado, el uso de suplementos dietéticos es una práctica común entre las personas que buscan mejorar su salud y longevidad, pero es primordial abordarlos con una mentalidad crítica y basada en pruebas, asegurándose de que la suplementación complemente y no sustituya a una dieta sana y a unas elecciones de estilo de vida saludables. Un examen más detallado de las actitudes predominantes hacia los suplementos pone de relieve tanto los posibles beneficios como los escollos en la búsqueda de la longevidad. Algunos estudios sugieren que ciertos suplementos pueden influir positivamente en marcadores de salud indirectamente asociados al envejecimiento, como la salud cardiovascular y la función cognitiva. La eficacia de estos suplementos suele variar mucho de una persona a otra, influida por factores como la genética, los problemas de salud existentes y las pautas dietéticas generales. Además, la naturaleza no regulada de la industria de los suplementos plantea riesgos, ya que los productos no siempre contienen los ingredientes o las dosis anunciados. Así pues, aunque algunos individuos pueden experimentar beneficios, es crucial enfocar la suplementación como un complemento, y no como un sustituto, de las prácticas sanitarias establecidas. Los mensajes de salud pública deben hacer hincapié en que los suplementos nutricionales pueden contribuir a la salud general, pero no deben sustituir a una dieta equilibrada, fomentando un enfoque integral de la salud que dé prioridad a los alimentos integrales y a las modificaciones del estilo de vida. La exploración de los suplementos y su relación con la longevidad dirige la atención a las implicaciones más amplias de la nutrición en el proceso de envejecimiento. A medida que las nuevas investigaciones refuerzan la importancia de las dietas ricas en nutrientes para promover la longevidad, la conversación se desplaza hacia cómo pueden integrarse estas prácticas en la vida cotidiana. Las comunidades que dan prioridad a pautas alimentarias sanas -como las que se destacan en la dieta mediterránea- suelen mostrar tasas más bajas de enfermedades relacionadas con la edad y una mejor calidad de vida en los adultos mayores. Esto pone de relieve una consideración crucial en los futuros debates sobre la longevidad: que los fundamentos de la salud deben residir en opciones accesibles de alimentos integrales, y no únicamente en el uso de suplementos. Integrar esta perspectiva puede permitir a los individuos tomar decisiones dietéticas informadas que fomenten un bienestar duradero, configurando en última instancia un entorno social que apoye una vida más sana y larga. La dependencia de los suplementos sin una relación armoniosa con una nutrición adecuada puede impedir alcanzar los verdaderos objetivos de longevidad.

VIII. SALUD MENTAL Y LONGEVIDAD

La intrincada interacción entre el bienestar mental y la longevidad ha suscitado cada vez más atención en la investigación contemporánea, iluminando un aspecto crucial, aunque a menudo pasado por alto, del envejecimiento. A medida que las personas se enfrentan a las complejidades de la vida moderna, factores como el estrés, la ansiedad y la depresión afectan significativamente a su salud general. Los estudios han demostrado que el estrés crónico puede provocar cambios fisiológicos que afectan negativamente al sistema inmunitario, aumentando así la susceptibilidad a diversas enfermedades. Cuando la salud mental se deteriora, puede manifestarse físicamente, lo que plantea dificultades para mantener una alta calidad de vida en la vejez. En consecuencia, un enfoque holístico que promueva la resiliencia mental junto con la salud física surge como un aspecto fundamental de la investigación sobre la longevidad. Comprender que la salud mental es tan importante como la salud física subraya la necesidad de abordar ambos ámbitos para fomentar un entorno propicio para vivir bien a lo largo de una vida prolongada *"La salud mental es tan importante como la salud física, y es esencial abordar ambas para lograr el bienestar general y la longevidad". (Dra. Laura L. Carstensen).* Profundizando más, el papel de las conexiones sociales en el fomento de la salud mental y emocional proporciona otra capa de comprensión en la búsqueda de la longevidad. La investigación indica que las relaciones sólidas y el compromiso social pueden mitigar los sentimientos de soledad y depresión, influyendo significativamente en la esperanza de vida de una persona. La importancia de la comunidad, descrita en diversos estudios sobre el envejecimiento, pone de relieve que los individuos que mantienen una vida social activa tienden a mostrar una mejor función cognitiva y regulación emocional. Esto sugiere una relación polifacética en la que las redes sociales de apoyo no sólo mejoran la salud mental, sino que también proporcionan el andamiaje emocional necesario para afrontar los retos del envejecimiento. A medida que las familias y las sociedades evolucionan en su enfoque de la longevidad, un cambio hacia la valoración del bienestar emocional como factor protector de la salud física podría surgir como elemento fundamental en las estrategias de salud tanto personales como públicas. Comprender el impacto de las elecciones del estilo de vida moderno en la salud mental ofrece una visión crítica de las estrategias para aumentar la longevidad. Factores como la dieta, el ejercicio y los patrones de sueño están estrechamente relacionados con el bienestar mental y, en consecuencia, con la longevidad. Se ha demostrado que practicar una actividad física regular reduce el estrés, mejora el estado de ánimo e incluso agudiza la función cognitiva. Además, las elecciones dietéticas que dan prioridad al equilibrio nutricional pueden afectar a la salud mental y a la capacidad de recuperación. Los avances en el campo de la nutrición y la salud mental revelan una clara conexión entre lo que consumimos y nuestro estado psicológico, lo que subraya la importancia de las intervenciones dietéticas para promover la longevidad. A medida que continúe la búsqueda de una vida más larga, será cada vez más esencial integrar las estrategias de salud mental junto con las prácticas sanitarias tradicionales, situando el bienestar mental como una piedra angular en la narrativa más amplia del envejecimiento y el vivir bien.

Bienestar psicológico en la vejez

El bienestar psicológico en la vejez está íntimamente ligado a varios factores, entre los que destacan la red social y los niveles de compromiso. A medida que las personas envejecen, el cambio suele conllevar la pérdida de conexiones sociales por jubilación, fallecimiento de amigos o restricciones de movilidad relacionadas con la salud. Esta pérdida puede desencadenar sentimientos de aislamiento y desesperación, que repercuten negativamente en la salud mental. Por el contrario, se ha demostrado que mantener interacciones sociales enriquecedoras refuerza la resiliencia psicológica. De hecho, los estudios sugieren que el compromiso social desempeña un papel fundamental para envejecer con éxito. Las relaciones sanas promueven el apoyo emocional, las experiencias compartidas y el sentido de pertenencia, que son cruciales para cualquiera que se enfrente a las complejidades de la vejez. Estos hallazgos subrayan la necesidad de iniciativas proactivas de creación de comunidad dirigidas a fomentar los vínculos sociales entre los mayores, mejorando su calidad de vida general y su sentido de propósito *"Los adultos mayores que mantienen un sentido de propósito y significado en la vida tienden a tener un mejor bienestar psicológico". (Laura L. Carstensen).* Así pues, centrarse en el compromiso social es primordial en las estrategias dirigidas a fomentar el bienestar psicológico de los adultos mayores. El concepto de propósito y sentido de la vida no puede subestimarse al hablar del bienestar psicológico durante el envejecimiento. Las personas que perciben una finalidad tienden a comprometerse más activamente con la vida, mostrando mayores niveles de satisfacción y menores incidencias de depresión. La búsqueda de sentido suele reforzar la identidad personal, ofreciendo a los adultos mayores un marco a través del cual pueden evaluar sus experiencias y afrontar los retos asociados al envejecimiento. Participar en proyectos posteriores a la jubilación, hacer voluntariado o alimentar las relaciones familiares puede proporcionar un sentido renovado de propósito. Por ello, las teorías y prácticas psicológicas que fomentan un estilo de vida con propósito deben formar parte integral de la atención geriátrica. Los ancianos que mantienen un sentido de propósito y significado en la vida tienden a tener un mayor bienestar psicológico, como demuestra una plétora de investigaciones que hallan correlaciones significativas entre el propósito y la resiliencia emocional al final de la vida. Establecer entornos propicios para fomentar estos compromisos significativos puede mejorar profundamente el bienestar y la satisfacción. Un enfoque polifacético del bienestar psicológico de las personas mayores debe tener en cuenta también los factores biológicos interrelacionados con la salud mental. Los avances científicos en la comprensión de los biomarcadores del envejecimiento penetran profundamente en cómo se percibe y se mantiene el bienestar psicológico. Las variaciones en los factores genéticos pueden influir no sólo en la aparición de enfermedades relacionadas con la edad, sino también en la resistencia psicológica de los adultos mayores. Campos emergentes como la epigenética están revelando cómo las elecciones de estilo de vida -como la dieta y el ejercicio- interactúan con estas predisposiciones genéticas para dar forma a los resultados psicológicos. Esta confluencia de factores biológicos, sociales y psicológicos brinda la oportunidad de prestar una atención más holística a los ancianos. Adoptando una visión integradora que abarque los marcadores biológicos de la edad y los factores psicológicos, los cuidadores pueden adaptar intervenciones que aborden las necesidades únicas de los ancianos, optimizando así su salud emocional y mejorando su calidad de vida en general, mientras sortean los retos de la longevidad prolongada. Este enfoque integral es la clave para mejorar la salud mental y la satisfacción en la vejez.

Declive cognitivo y prevención

Ampliar nuestra comprensión del deterioro cognitivo requiere un enfoque polifacético que abarque no sólo los factores biológicos, sino también las influencias del estilo de vida. El envejecimiento suele ir acompañado de un deterioro gradual de la función cognitiva, lo que suscita preocupación por la demencia y otros trastornos cognitivos. Como indican las investigaciones, las estrategias preventivas son esenciales para mitigar estos efectos. Realizar una actividad física regular, mantener una dieta equilibrada y fomentar las conexiones sociales se han relacionado con una mejor salud cognitiva. De hecho, un destacado estudio pone de relieve que las intervenciones en el estilo de vida, incluida la actividad física, el entrenamiento cognitivo y el compromiso social, pueden tener un impacto positivo en la salud cognitiva de los adultos mayores. *"El deterioro cognitivo es un proceso complejo y multifactorial, en el que influye una combinación de factores genéticos, ambientales y de estilo de vida. Se ha demostrado que las estrategias preventivas, como la actividad física regular, una dieta equilibrada, el compromiso social y la estimulación cognitiva, reducen el riesgo de deterioro cognitivo y demencia." (Laura Fratiglioni)*. Estos hallazgos apuntan hacia un modelo holístico de salud, en el que la protección de la función cognitiva se considera un esfuerzo colectivo que implica acciones individuales y recursos comunitarios. Este modelo no sólo aborda los síntomas, sino que también permite una gestión proactiva de la salud cognitiva a medida que aumenta la esperanza de vida. Además, la integración de las tecnologías modernas y los avances científicos desempeña un papel crucial en la prevención del deterioro cognitivo. Con las crecientes pruebas que apoyan la eficacia de la medicina personalizada, cada vez son más frecuentes las intervenciones adaptadas a los perfiles genéticos y ambientales individuales. Este enfoque personalizado permite estrategias específicas que tienen en cuenta factores de riesgo concretos de deterioro cognitivo. Se están utilizando tecnologías emergentes como la inteligencia artificial para analizar grandes conjuntos de datos, generando conocimientos que pueden aplicarse para diseñar intervenciones que retrasen el deterioro cognitivo. La elucidación de los mecanismos biológicos del envejecimiento, como ilustran diversos estudios, pone de relieve la necesidad de soluciones innovadoras que aborden de raíz las causas de la disfunción cognitiva. Aprovechando estos avances en biología y tecnología, podemos crear marcos que promuevan de forma proactiva la resiliencia cognitiva mientras nos enfrentamos a los retos de una mayor longevidad. Las implicaciones del deterioro cognitivo van más allá del individuo e influyen en las estructuras familiares y sociales. A medida que aumenta la esperanza de vida, las comunidades deben adaptarse a las crecientes demandas de una población que envejece. Este cambio incluye fomentar entornos que favorezcan el bienestar mental y la interacción social, que son esenciales para prevenir el aislamiento y el deterioro cognitivo. Los responsables políticos y las organizaciones sanitarias han empezado a reconocer la interdependencia de la salud cognitiva y el bienestar general de la sociedad, fomentando iniciativas que faciliten un envejecimiento saludable. La atención prestada a la creación de comunidades de apoyo se alinea con la noción de que el deterioro cognitivo es un proceso complejo y multifactorial, en el que influye una combinación de factores genéticos, ambientales y de estilo de vida. Esta perspectiva más amplia no sólo nos prepara para los retos sociales de la prolongación de la esperanza de vida, sino que también refuerza la importancia del compromiso comunitario para salvaguardar la salud cognitiva, garantizando en última instancia una mayor calidad de vida a medida que nos acercamos al futuro de la longevidad.

Conexiones sociales y longevidad

Al examinar la intrincada relación entre los vínculos sociales y la longevidad, se hace evidente que la interacción humana desempeña un papel fundamental en la configuración de los resultados de salud a lo largo de la vida. El profundo impacto de los vínculos sociales fuertes puede observarse en diversos estudios que indican que los individuos con redes sociales sólidas tienen más probabilidades de disfrutar de una vida más larga. Un aspecto crítico de este fenómeno reside en cómo las relaciones sociales contribuyen a mejorar el bienestar mental y la salud física. Participar en interacciones regulares reduce el estrés, promueve el apoyo emocional y fomenta estilos de vida más saludables. Los amigos y la familia suelen motivarse mutuamente para mantener la forma física o cumplir regímenes médicos, lo que afecta significativamente a la trayectoria general de la salud. Las investigaciones destacan que *"Las relaciones sociales, o la relativa falta de ellas, constituyen un importante factor de riesgo para la salud, que rivaliza con el efecto de factores de riesgo para la salud bien establecidos, como el tabaquismo, la tensión arterial y los niveles de lípidos". (Holt-Lunstad, Julianne).* Estas convincentes pruebas subrayan la importancia de alimentar los vínculos sociales, no sólo para obtener una satisfacción emocional inmediata, sino también para aumentar la longevidad. Profundizando en los mecanismos por los que las conexiones sociales influyen en la longevidad, es esencial considerar las vías biológicas y psicológicas implicadas. Las interacciones sociales pueden desencadenar respuestas fisiológicas positivas, como la liberación de hormonas que refuerzan la resistencia contra el estrés y la inflamación. Además, las relaciones de apoyo fomentan un sentido de propósito y pertenencia, que son cruciales para la salud mental. Las implicaciones de estos hallazgos desafían a las personas a dar prioridad al compromiso social como componente vital de su rutina de bienestar. En particular, los efectos protectores de los vínculos sociales se han relacionado con la disminución de los casos de enfermedad crónica y con mayores tasas de recuperación. Los estudios ilustran que las personas con relaciones sociales más fuertes tenían un 50% más de probabilidades de supervivencia durante el periodo de estudio, lo que subraya el papel crucial de la comunidad y la conectividad en la salud a largo plazo. Comprender esta dinámica allana el camino para las intervenciones de salud pública que integran los sistemas de apoyo social en las estrategias de promoción de la salud. Las implicaciones del fomento de las conexiones sociales van más allá de la salud individual y se extienden al panorama social más amplio a medida que consideramos el futuro de la longevidad. A medida que los avances en biotecnología y asistencia sanitaria permiten aumentar la esperanza de vida, el concepto de compromiso social adquiere cada vez más importancia. Una población que envejece y es socialmente activa no sólo experimenta mejores resultados de salud, sino que también contribuye a una comunidad vibrante, enriqueciendo la dinámica y la colaboración sociales. Por el contrario, el aislamiento puede provocar un aumento de las cargas sanitarias y una disminución de la calidad de vida, lo que complica el panorama ético en torno a la prolongación de la vida. Al crear entornos que fomenten el compañerismo y el apoyo mutuo, el reto consiste en traducir estos hallazgos en políticas viables que den prioridad a la infraestructura social junto con las innovaciones sanitarias. La importancia de fomentar las interacciones sociales en este contexto subraya que la longevidad no consiste sólo en vivir más, sino en vivir bien, abogando por un enfoque holístico que entrelace la salud física con conexiones sociales arraigadas.

Año	Estudio	Conclusiones
2020	Estudio de Harvard sobre el desarrollo de los adultos	Las conexiones sociales fuertes estaban relacionadas con un 50% más de probabilidades de supervivencia
2021	Instituto Nacional sobre el Envejecimiento	Tener pocas conexiones sociales puede acortar la vida hasta 15 años
2022	Revista Americana de Epidemiología	La soledad aumenta el riesgo de muerte prematura en un 26%
2023	Universidad de Michigan	El aislamiento social en los adultos mayores se asocia a un aumento del 29% del riesgo de mortalidad
2023	Centro de Investigación Pew	Las personas con redes sociales sólidas manifiestan mayores niveles de felicidad y menor deterioro físico

Datos sobre conexiones sociales y longevidad

IX. IMPLICACIONES ECONÓMICAS DE LA PROLONGACIÓN DE LA VIDA ÚTIL

Las implicaciones económicas potenciales que acompañan a una mayor esperanza de vida son vastas y complejas. A medida que los avances sanitarios y tecnológicos mejoren la esperanza de vida, la dinámica del mercado laboral cambiará inevitablemente. Las personas mayores pueden optar por permanecer más tiempo en la población activa, aprovechando la experiencia y las habilidades acumuladas. Este compromiso prolongado presenta oportunidades para el crecimiento económico, ya que una mano de obra más experimentada y con más conocimientos podría mejorar la productividad y fomentar la innovación en diversos sectores. Este cambio también podría conllevar una mayor competencia por las oportunidades de empleo entre los trabajadores más jóvenes, lo que podría provocar tensiones en el mercado laboral. Un examen crítico de esta dinámica debe abordar no sólo las ventajas de que una población más longeva contribuya a la actividad económica, sino también los retos asociados, como la necesidad de programas de reciclaje adaptados a la evolución de las funciones de los empleados de más edad. Tales retos subrayan el intrincado equilibrio entre aprovechar la longevidad como activo económico y mitigar al mismo tiempo las posibles disparidades de la mano de obra. La creciente demanda de servicios y recursos sanitarios entre una población anciana cada vez más numerosa plantea importantes retos económicos. La mayor longevidad conlleva un mayor riesgo de enfermedades crónicas y problemas de salud que exigen una atención médica continuada. Los sistemas de seguridad social y los planes de pensiones pueden tensarse bajo el peso de una demografía cada vez más sesgada hacia los grupos de mayor edad. Como se afirma en un análisis reciente, los sistemas de seguridad social, los fondos de pensiones y los recursos sanitarios se enfrentan a importantes tensiones debido a este cambio en la demografía de la población *"Las implicaciones económicas de la prolongación de la vida son polifacéticas y de gran alcance. Por un lado, una población más longeva podría contribuir a aumentar la productividad económica y la innovación. Por otro lado, también podría provocar importantes tensiones en los sistemas de seguridad social, los fondos de pensiones y los recursos sanitarios." (David A. Sinclair).* Por tanto, los responsables políticos deben evaluar críticamente las actuales estructuras de bienestar y explorar soluciones financieras innovadoras para garantizar la sostenibilidad. El aumento previsto del gasto sanitario exige una reevaluación de los modelos de prestación de asistencia sanitaria, dando prioridad a la atención preventiva y a la asignación eficiente de recursos para mantener la calidad de vida al tiempo que se frenan los costes. Planificar estas ramificaciones económicas será esencial para adaptarse a las realidades de la longevidad prolongada. La prolongación de la vida invita a replantearse profundamente las prioridades sociales y la dinámica intergeneracional. El modelo tradicional de etapas vitales -educación, trabajo y jubilación- puede que ya no se ajuste a la realidad de vivir hasta bien entrados los 150 años. A medida que las personas prolongan sus años productivos, las cuestiones relativas a la edad de jubilación, las cotizaciones sociales y las funciones familiares se vuelven acuciantes. Individuos que podrían haberse jubilado a los sesenta años pueden verse implicados en carreras o servicios comunitarios hasta bien entrada la vejez. Este cambio podría influir positivamente en las estructuras familiares al fomentar las interacciones multigeneracionales, en las que la sabiduría y las habilidades se comparten entre grupos de edad. También requiere un rediseño de los sistemas económicos para acomodar los cambios en la dinámica familiar y las responsabilidades de los cuidadores. Las políticas que promueven el aprendizaje permanente y la flexibilidad laboral serían esenciales para garantizar que la sociedad pueda adaptarse sin problemas a estos cambios, permitiendo al mismo tiempo que las personas vivan una vida plena en todas las etapas. Si integramos este enfoque proactivo en la planificación social, podremos prepararnos mejor para las implicaciones económicas de una vida más larga y saludable.

Año	Esperanza de Vida Mundial (años)	Edad Media de Jubilación (años)	Costes Sanitarios Previstos por Anciano ($)
2020	72.6	65	15,000
2025	73.4	65	17,000
2030	74.5	66	20,000
2035	75.6	67	23,000
2040	76.5	68	26,000

Implicaciones económicas de la prolongación de la vida útil

Impacto en los sistemas sanitarios

En el panorama en continua evolución de la asistencia sanitaria, las implicaciones de la ampliación de la esperanza de vida remodelan significativamente los contornos de los sistemas sanitarios. A medida que las innovaciones tecnológicas en biomedicina permiten que las personas vivan más tiempo, nuestra infraestructura sanitaria actual puede verse desbordada si no se toman medidas proactivas. El enfoque polifacético de la salud, como se muestra en, hace hincapié en áreas cruciales como el diseño molecular y el análisis de la salud mental, que informarán sobre cómo responden los proveedores de asistencia sanitaria a las necesidades de una población que envejece. Esto implica que los sistemas sanitarios no sólo deben ampliar su capacidad de prestar servicios complejos, sino también centrarse más en la atención preventiva y en tratamientos integrados que aborden las complejidades de las afecciones relacionadas con la edad. El paso de una atención reactiva a una proactiva exigiría cambios sistémicos, como la formación del personal, la colaboración interdisciplinar y adaptaciones tecnológicas que se ajusten mejor a esta nueva comprensión de la longevidad. Las implicaciones sociales del aumento de la esperanza de vida suponen un reto no sólo para la prestación de asistencia sanitaria, sino también para las estructuras económicas y los servicios sociales. Como ya se ha indicado, diversos enfoques dietéticos pueden influir en los resultados del envejecimiento y la salud, lo que sugiere que las políticas orientadas al bienestar podrían integrarse más ampliamente en los sistemas sanitarios. Los gobiernos podrían tener que reasignar presupuestos y recursos hacia estrategias preventivas que promuevan estilos de vida más saludables, reduciendo así los costes a largo plazo asociados a las enfermedades crónicas comunes en las poblaciones que envejecen. A medida que las poblaciones envejecen, es probable que se haga más hincapié en la salud mental y el bienestar, lo que requerirá modelos de asistencia sanitaria que den prioridad a los enfoques holísticos. La integración de datos procedentes de múltiples disciplinas y metodologías, tal como se describe en, será decisiva para configurar políticas que respondan eficazmente a este cambio demográfico dando prioridad a la atención preventiva frente a la gestión de la enfermedad. No pueden pasarse por alto las consideraciones éticas que rodean al aumento de la longevidad, ya que desempeñan un papel fundamental en la configuración de los sistemas sanitarios del futuro. Las imágenes que ilustran mecanismos biológicos integrales, como las que aparecen en, subrayan los dilemas éticos asociados al avance de las tecnologías médicas, como la edición genética y las terapias regenerativas. Aunque estos avances pueden ampliar la esperanza de vida, también plantean cuestiones de equidad, acceso y las implicaciones morales de ampliar la vida a expensas de la calidad de vida. Muchas culturas lidian con sus percepciones del envejecimiento, como se pone de relieve en el contexto general de estas imágenes. Los responsables políticos sanitarios deben tener en cuenta las diversas reacciones de la sociedad y cómo afectan estas perspectivas a la aceptación e integración de las innovaciones relacionadas con la longevidad. Fomentar un sistema sanitario que pueda adaptarse y prosperar en el contexto de una mayor longevidad exigirá no sólo avances científicos y técnicos, sino una comprensión matizada de los marcos éticos y los valores sociales.

Dinámica de la mano de obra y jubilación

La creciente longevidad de las personas plantea retos complejos para la dinámica de la mano de obra, sobre todo en torno a los conceptos de trabajo y jubilación. A medida que la gente vive más, los paradigmas tradicionales relativos a la edad de jubilación y la participación en la fuerza de trabajo deben reevaluarse. Con la posibilidad de una mayor esperanza de vida, la edad estándar de jubilación de 65 años puede quedar obsoleta en breve, lo que exigirá un cambio hacia modalidades de trabajo más flexibles. Cada vez más empresas empiezan a reconocer que los trabajadores experimentados pueden aportar habilidades y conocimientos institucionales de valor incalculable, por lo que es esencial crear un entorno en el que los empleados de más edad puedan prosperar. Como se señala en *"A medida que la gente viva más, habrá que reevaluar la edad tradicional de jubilación para adaptarse a una mano de obra más longeva y sana". (Laura L. Carstensen)*, la edad tradicional de jubilación tendrá que reevaluarse para adaptarse a una mano de obra más longeva y sana. Para aprovechar eficazmente las capacidades de los trabajadores de más edad, las organizaciones deben adoptar estrategias que combinen la colaboración intergeneracional y las oportunidades de aprendizaje permanente, garantizando que la mano de obra siga siendo dinámica y adaptable frente a los cambios demográficos. La implicación de la prolongación de la esperanza de vida en la participación laboral va más allá de la edad de jubilación; exige un cambio cultural en la forma en que percibimos el envejecimiento en el lugar de trabajo. Más que simplemente permitir que los empleados de más edad permanezcan en sus puestos, las organizaciones deben cultivar entornos inclusivos que celebren las diversas cohortes de edad. La investigación ha demostrado que la combinación de los conocimientos de las generaciones más jóvenes con la experiencia de los profesionales más veteranos mejora la resolución de problemas y la innovación. Los programas de salud y bienestar adaptados a los empleados de más edad también podrían prolongar su vida laboral, aumentando tanto la productividad como la satisfacción en el trabajo. La transición a una mano de obra multigeneracional plantea cuestiones importantes sobre la formación y la tutoría, que requieren nuevos marcos para la transferencia de conocimientos y el desarrollo de habilidades. Tales iniciativas deben estar firmemente arraigadas en la comprensión de que el envejecimiento saludable es un objetivo de la sociedad, eliminando eficazmente los estigmas relacionados con la edad y permitiendo una maduración colectiva de la mano de obra. La redefinición de la jubilación será crucial para abordar los aspectos psicológicos y financieros de una vida más larga. Para muchos, el modelo tradicional de jubilación representa la culminación de una carrera, un tiempo de relajación y viajes. A medida que la longevidad se convierte en norma, puede surgir en su lugar un enfoque más fluido de las interrupciones de la carrera y del compromiso profesional continuo. Fomentar la jubilación escalonada, en la que los trabajadores de más edad reduzcan gradualmente sus horas mientras asesoran a colegas más jóvenes, podría proporcionar una transición eficaz. Este doble enfoque no sólo ayuda a la transmisión de conocimientos, sino que también aborda las posibles cargas financieras que conlleva una vida más larga. Reinventar la jubilación como un periodo de exploración en lugar de retirada se alinea con los valores sociales cambiantes hacia el aprendizaje continuo y la autorrealización. Al considerar los retos futuros de la longevidad, es imperativo establecer un marco que apoye el envejecimiento saludable, fomentando al mismo tiempo una mano de obra vibrante y comprometida.

Año	Trabajadores Mayores de 65 años (%)	Edad Media de Jubilación	Esperanza de Vida (años)
2020	19.3	66	78.8
2021	19.5	66	79.1
2022	19.8	66.1	79.3
2023	20	66.3	79.5
2024	20.5	66.5	79.8

Dinámica de la mano de obra y datos de jubilación

Oportunidades económicas en las industrias de la longevidad

A medida que siguen desarrollándose los avances en biotecnología y medicina regenerativa, surgen toda una serie de oportunidades económicas en la industria de la longevidad. La exploración de los procesos de envejecimiento celular y las intervenciones genéticas presentan un potencial sustancial de crecimiento del mercado, atrayendo importantes inversiones de capital riesgo y entidades corporativas. Este floreciente sector no sólo promete nuevas modalidades terapéuticas que podrían revolucionar la asistencia sanitaria, sino que también ofrece un terreno fértil para la innovación en campos relacionados, como los productos farmacéuticos, el diagnóstico y la tecnología sanitaria vestible. Es probable que las empresas que aprovechen con éxito estos avances desempeñen un papel fundamental en la creación de productos y servicios adaptados para mejorar la salud y la longevidad de las poblaciones que envejecen. De hecho, la industria de la longevidad está en condiciones de transformar los paradigmas tradicionales de la atención sanitaria, yendo más allá del mero tratamiento de las enfermedades para abarcar estrategias proactivas de gestión de la salud y medidas preventivas. Este cambio es crucial para abordar los innumerables retos sanitarios asociados al envejecimiento demográfico, facilitando tanto el bienestar individual como una sostenibilidad económica más amplia. La intersección de la tecnología digital y la investigación sobre la longevidad pone de relieve otra capa de oportunidades económicas. A medida que las herramientas sanitarias digitales se integran en la vida cotidiana, surgen nuevas empresas centradas en el análisis de datos, la inteligencia artificial y el aprendizaje automático, con el objetivo de personalizar y optimizar los servicios sanitarios relacionados con la longevidad. El crecimiento de la telemedicina y de los ensayos clínicos descentralizados conduce a una mayor accesibilidad y eficiencia en las intervenciones sanitarias, respondiendo a las necesidades tanto de las personas como de los proveedores sanitarios. Como se ha señalado, *"las oportunidades económicas del sector de la longevidad son amplias y polifacéticas. Desde los productos farmacéuticos y la biotecnología hasta los servicios sanitarios y la tecnología, el potencial de innovación e inversión es significativo. A medida que la gente tenga vidas más largas y saludables, surgirán nuevos mercados e industrias para satisfacer sus necesidades."* (Andrew J. Scott), abarcando una variedad de segmentos de mercado, incluidos los productos de bienestar, los nutracéuticos y los programas de estilo de vida que atienden a la población que envejece. Este enfoque polifacético de la salud no sólo impulsa la innovación, sino que también estimula la creación de empleo en diversos sectores, reforzando la narrativa de la longevidad como catalizador del crecimiento económico. Abordar los complejos retos éticos, sociales y económicos que plantean las ciencias de la longevidad es imperativo para el desarrollo sostenible del sector. A medida que se hace más viable la posibilidad de prolongar significativamente la esperanza de vida, deben examinarse las implicaciones sociales, incluidos los modelos de empleo, los costes sanitarios y la asignación de recursos. La perspectiva de una población que envejece exige una reimaginación de la dinámica de la mano de obra; las personas mayores pueden participar cada vez más en la mano de obra, lo que exige cambios en las políticas relativas a la jubilación, la formación y las prestaciones sanitarias. Las empresas que se adapten proactivamente a estos cambios, invirtiendo en programas de aprendizaje continuo y centrados en la salud, se encontrarán en una situación de clara ventaja. La capacidad de crear productos que mejoren la calidad de vida al tiempo que abordan las necesidades únicas de los adultos mayores no sólo satisface una demanda creciente, sino que también contribuye a fomentar la resistencia de la sociedad ante el cambio demográfico. Este enfoque holístico traza una vía para la expansión económica, al tiempo que garantiza que los avances en longevidad se traduzcan en beneficios tangibles tanto para las personas como para la sociedad.

Año	Tamaño del Mercado (miles de millones de $)	Tasa de Crecimiento Prevista (%)
2020	121	7.5
2021	130	8.0
2022	139	8.5
2023	150	9.0
2024 (proyectado)	162	9.5
2025 (Proyectado)	175	10.0

Oportunidades económicas en las industrias de la longevidad

X. DILEMAS ÉTICOS DE LA LONGEVIDAD

Los dilemas éticos en torno a la longevidad se extienden al ámbito de la asignación de recursos, planteando cuestiones fundamentales sobre las prioridades de la sociedad. La perspectiva de prolongar significativamente la vida humana, quizás hasta los 150 años, exige una reevaluación de cómo distribuimos los recursos sanitarios. A medida que las personas envejecen, suelen aumentar sus necesidades médicas, lo que puede sobrecargar los sistemas sanitarios, que ya están luchando contra la ineficacia y el aumento de la población de pacientes. Estos retos ponen de relieve la urgente necesidad de un acceso equitativo a los avances médicos entre los diversos grupos socioeconómicos. Las ramificaciones de la prolongación de la esperanza de vida podrían exacerbar las disparidades existentes, ya que las personas de entornos desfavorecidos podrían no recibir el mismo nivel de atención o de acceso a los tratamientos que prolongan la vida. Como se señala en el diálogo sobre la longevidad, la búsqueda de la longevidad plantea complejas cuestiones éticas sobre la distribución de los recursos, lo que subraya la necesidad crítica de abordar la justicia social dentro del discurso sobre la longevidad ética *"A medida que la gente viva más, aumentará la presión sobre los sistemas sanitarios, los fondos de pensiones y otros servicios sociales, lo que puede dar lugar a dilemas éticos sobre cómo asignar los recursos". (Dr. Aubrey de Grey)*. Abordar estas disparidades es esencial para garantizar que los avances en la prolongación de la vida fomenten el bienestar general de la sociedad en lugar de reforzar la desigualdad. Las implicaciones de la prolongación de la vida útil van más allá de la salud individual; repercuten en las estructuras sociales y la dinámica familiar. A medida que la gente vive más, las definiciones tradicionales de familia, comunidad y trabajo pueden cambiar radicalmente. La presencia prolongada de familiares ancianos podría alterar los sistemas de apoyo incorporados, imponiendo mayores cargas emocionales y económicas a las generaciones más jóvenes. La prolongación de la vida laboral puede plantear retos relacionados con la progresión profesional y el mercado de trabajo, lo que podría dar lugar a discriminaciones relacionadas con la edad. Las consideraciones éticas deben hacer frente a la cuestión de si la sociedad está preparada para acomodar a una población que envejece en términos de oportunidades de empleo, servicios sociales y responsabilidades familiares. A medida que la sociedad se enfrenta a esta dinámica, la perspectiva de la longevidad conlleva el riesgo de que el aumento de la presión sobre los sistemas sanitarios, los fondos de pensiones y otros servicios sociales provoque dilemas éticos, lo que requerirá adaptaciones políticas integrales para navegar por las implicaciones de este cambio demográfico. El potencial de avances significativos en biotecnología y medicina regenerativa plantea cuestiones éticas acuciantes en relación con el consentimiento y el concepto de duración natural de la vida. A medida que los científicos exploran la edición genética y otras modalidades para mejorar la calidad de vida y prolongar la esperanza de vida, la línea entre los procesos naturales de envejecimiento y la prolongación artificial de la vida se vuelve borrosa. Esto plantea cuestiones sobre quién debe tener acceso a estas tecnologías y las implicaciones éticas de su uso. Existe el riesgo de que tales recursos sólo estén al alcance de las personas o naciones más ricas, exacerbando las desigualdades existentes. Esta nueva capacidad podría suscitar dilemas sobre el valor social del envejecimiento, con implicaciones sobre cómo percibimos a los ancianos en las distintas culturas. Para superar estos retos, es vital promover un diálogo integrador que fomente normas éticas en el desarrollo y la aplicación de las tecnologías que prolongan la vida. La conversación en torno a la longevidad no puede limitarse a la mera prolongación de la vida, sino que debe abarcar una comprensión más amplia de la calidad de vida y el acceso equitativo a innovaciones que podrían transformar fundamentalmente la existencia humana.

Equidad en el Acceso a las Tecnologías de la Longevidad

La aparición de tecnologías avanzadas de longevidad, aunque promete una mayor esperanza de vida y mejores resultados sanitarios, plantea profundas consideraciones éticas sobre el acceso equitativo. A medida que evolucionan la medicina regenerativa, la edición genética y otras innovaciones, las disparidades socioeconómicas podrían determinar quién se beneficia de estos avances. Las personas con ingresos más bajos podrían verse excluidas de los tratamientos para prolongar la vida debido a los elevados costes o a la falta de disponibilidad. Este escenario podría reforzar las desigualdades sanitarias existentes, conduciendo a una sociedad en la que sólo unos pocos privilegiados disfruten de los frutos de una vida prolongada. La complejidad de estas tecnologías complica aún más la situación, ya que la comprensión de sus implicaciones y el acceso a la educación sobre ellas variarán mucho entre las distintas comunidades. Al destacar estas disparidades, los investigadores deben hacer hincapié en que la distribución equitativa de las tecnologías de la longevidad es crucial para garantizar que los beneficios de la prolongación de la vida útil no se limiten a unos pocos privilegiados, sino que sean accesibles a todos los segmentos de la sociedad. *"La distribución equitativa de las tecnologías de la longevidad es crucial para garantizar que los beneficios de la prolongación de la vida útil no se limiten a unos pocos privilegiados, sino que sean accesibles a todos los segmentos de la sociedad." (Dra. Laura L. Carstensen)*. Esta concienciación es necesaria para fomentar una sociedad que promueva la longevidad para todos los individuos, independientemente de su procedencia. Las diversas perspectivas comunitarias desempeñarán un papel crucial en la configuración de un acceso equitativo a las tecnologías de la longevidad. Comprender el contexto cultural, social y económico de las distintas poblaciones es esencial para sortear las posibles barreras. Las iniciativas centradas en la educación pública y la participación de la comunidad pueden ayudar a desmitificar las tecnologías de la longevidad y recopilar datos sobre las necesidades y preferencias de los grupos infrarrepresentados. Un enfoque de base que implique a las partes interesadas locales puede facilitar un diálogo más inclusivo sobre la implantación y la accesibilidad de estas tecnologías. La colaboración entre el gobierno, los proveedores de asistencia sanitaria, la industria privada y las comunidades puede conducir a soluciones innovadoras que promuevan la equidad en los resultados sanitarios. Invirtiendo en infraestructuras sanitarias y dando prioridad a una educación accesible, estas asociaciones pueden ayudar a aliviar la brecha entre quienes pueden permitirse tratamientos de longevidad de vanguardia y quienes no. Abordar estas disparidades garantizará que los avances en las tecnologías de la longevidad beneficien a la sociedad en general, en lugar de profundizar las desigualdades existentes. Abordar la cuestión de la equidad en el acceso a las tecnologías de la longevidad exigirá una estrategia polifacética que incorpore reformas políticas, marcos éticos y estrategias de inclusión. Los gobiernos y los responsables políticos deben legislar para garantizar una distribución equitativa de los recursos y protecciones contra la discriminación en el acceso a la asistencia sanitaria. Sin estas medidas activas, el avance de las tecnologías de la longevidad corre el riesgo de perpetuar las disparidades sanitarias, creando una sociedad dividida no sólo por la riqueza, sino también por la duración de la vida. Las dimensiones éticas del acceso deben incluirse en los debates sobre el desarrollo de estas tecnologías. Los actores clave en este campo, incluidos investigadores, clínicos y bioéticos, deben colaborar para crear directrices que den prioridad a la equidad en el acceso a la asistencia sanitaria. La imagen que representa las relaciones entre diversos factores determinantes de la salud subraya la necesidad de sinergia entre las estrategias sanitarias a nivel individual, comunitario y poblacional. Refleja cómo la reforma de base puede actuar como catalizador de cambios sostenibles que promuevan la igualdad en las tecnologías de la longevidad. Garantizar una amplia disponibilidad de estos avances será decisivo para configurar un futuro en el que la equidad sanitaria contribuya a mejorar la calidad de vida de todos, independientemente de su estatus socioeconómico.

Implicaciones morales de la prolongación de la vida
La posibilidad de prolongar la vida plantea una serie de dilemas éticos que desafían nuestros marcos morales. A medida que los

avances en biotecnología y medicina regenerativa acortan la distancia entre la posibilidad y la realidad, la sociedad debe enfrentarse a cuestiones que indagan en la esencia misma de la existencia. Entre estas cuestiones, destaca la preocupación por exacerbar las desigualdades sociales existentes. Si las tecnologías de prolongación de la vida siguen siendo accesibles principalmente a los ricos, la división entre clases socioeconómicas podría profundizarse. Los que no tienen acceso pueden experimentar una calidad de vida reducida debido a las disparidades sanitarias, alimentando un ciclo de privilegios y desventajas. Estas discrepancias surgen de nuestros sistemas sanitarios actuales, que a menudo reflejan desigualdades sociales más amplias. Para mantener una sociedad justa, es imperativo explorar el acceso equitativo a estas tecnologías de prolongación de la vida, garantizando así que cada individuo tenga una oportunidad justa de beneficiarse de los avances en longevidad sin verse marginado por barreras socioeconómicas. proporciona una representación visual de esta cuestión polifacética explorando los beneficios potenciales en varios grupos demográficos. Las implicaciones de la prolongación de la vida van más allá del acceso individual y la equidad social; también abarcan profundas consideraciones morales relativas a la asignación de recursos y la sostenibilidad medioambiental. Una población que envejece y vive mucho más tiempo podría ejercer una inmensa presión sobre unos recursos ya de por sí sobrecargados, como los sistemas sanitarios, los servicios sociales y el medio ambiente. La perspectiva de una superpoblación impulsada por el aumento de la longevidad plantea interrogantes sobre la capacidad del planeta para mantener a sus habitantes. Como se ha señalado en el discurso en torno a esta cuestión, prolongar la vida humana sin abordar las consecuencias ecológicas podría provocar importantes retos sociales y medioambientales. En consecuencia, los responsables de la toma de decisiones deben lidiar con la responsabilidad ética de garantizar soluciones sostenibles junto con la búsqueda de la longevidad. Esto exige enfoques interdisciplinarios que incorporen marcos éticos y comprensión científica, permitiendo a la sociedad innovar de forma responsable. Un análisis del envejecimiento a nivel de sistemas, como se ilustra en, subraya la interconexión de la salud, la estabilidad ecológica y la distribución de los recursos, destacando la necesidad de estrategias integrales. Las implicaciones morales de la prolongación de la vida revelan una intrincada red de consideraciones que exige nuestra atención. Aunque la prolongación de la vida humana presenta oportunidades para que los individuos contribuyan de forma significativa a la sociedad, también plantea retos éticos relativos a la equidad, la distribución de recursos y la sostenibilidad medioambiental. El equilibrio entre promover la longevidad y salvaguardar la integridad de los ecosistemas y los contratos sociales es una tarea monumental. Es crucial abordar esta frontera con un sentido de responsabilidad colectiva para garantizar que los avances en la prolongación de la vida sirvan al bien mayor, en lugar de perpetuar las desigualdades existentes. Al contemplar nuestro futuro, debemos prestar atención a la advertencia de que, como señaló un observador, ¿la prolongación de la vida exacerbaría las desigualdades sociales y económicas existentes, o proporcionaría nuevas oportunidades de crecimiento personal y social? *"La perspectiva de prolongar significativamente la vida humana plantea una serie de cuestiones éticas. ¿La prolongación de la vida exacerbaría las desigualdades sociales y económicas existentes, o proporcionaría nuevas oportunidades de crecimiento personal y social?". (Leonard Hayflick).* Esta indagación debería dar forma a los diálogos en curso sobre la dirección que toma la humanidad en la búsqueda de la longevidad, empujándonos a considerar el profundo contrato social que está en juego. Tal y como se describe en, comprender los determinantes de la salud se convierte en un aspecto fundamental para dar forma a las políticas y prácticas relacionadas con la prolongación de la vida.

El valor de la vida y de la muerte

El valor inherente de la vida se contempla a menudo a través de la lente de la mortalidad, lo que suscita preguntas sobre el significado de nuestras experiencias y el legado que dejamos. La búsqueda de la prolongación de la vida plantea cuestiones filosóficas sobre lo que significa vivir con sentido, especialmente en un mundo en el que los avances tecnológicos prometen una mayor longevidad. Al evaluar las implicaciones de vivir hasta los 150 años, es esencial considerar no sólo los aspectos biológicos del envejecimiento, sino también el contexto más amplio de la existencia humana. Esto incluye la calidad de vida, las relaciones que fomentamos y los logros que perseguimos. La intrincada interacción entre la vida y la muerte da forma a nuestros comportamientos, motivaciones y aspiraciones, creando en última instancia una narrativa en la que la muerte actúa como catalizador para valorar nuestro tiempo en la tierra. Este tema resuena en los debates emergentes en campos como el aprendizaje por refuerzo y el análisis de la salud, como se ilustra en, donde las intrincadas conexiones entre la salud mental y la edad biológica ponen de relieve la importancia de la profundidad en la comprensión de la experiencia humana. Las consecuencias sociales de la prolongación de la vida no pueden ignorarse, ya que impulsan una reevaluación de cómo percibimos la muerte y el final de la vida. Una vida más larga puede dar lugar a experiencias y oportunidades más enriquecedoras; sin embargo, también plantea complejos dilemas éticos relativos a la asignación de recursos, la asistencia sanitaria y las repercusiones económicas del envejecimiento de la población. Este discurso polifacético es fundamental a la hora de considerar si la sociedad está preparada para un cambio tan drástico en la esperanza de vida. Un aspecto notable de este debate gira en torno a la máxima de que *"La prolongación de la vida humana es una cuestión compleja que implica no sólo los aspectos biológicos y médicos, sino también consideraciones éticas, sociales y económicas." (Dr. David A. Sinclair)*. Estas ideas nos obligan a enfrentarnos a las implicaciones morales de las tecnologías de la longevidad, al tiempo que lidiamos con la posibilidad de que aumenten las disparidades en el acceso y los resultados sanitarios. La tensión entre el aumento de la longevidad y la posible devaluación de los ciclos perennes de la vida exige una cuidadosa consideración de los valores sociales, sobre todo como se ilustra en los marcos de progresión del envejecimiento en. Examinar el valor de la vida y la muerte en el contexto de las perspectivas culturales ofrece una profundidad adicional a este debate. Las distintas sociedades tienen diferentes puntos de vista sobre el envejecimiento, la muerte y el profundo significado que a menudo se deriva de estas experiencias. En algunas culturas, la muerte se celebra como una transición natural, mientras que otras la perciben como una pérdida significativa que requiere luto. Este punto de vista polifacético configura la forma en que las personas entienden su papel en contextos familiares y comunitarios, e influye en cómo se percibe y valora la longevidad. La adopción de prácticas de afirmación de la vida puede proporcionar un contrapunto a los temores que rodean a la muerte, sugiriendo que un cambio en nuestra mentalidad colectiva podría allanar el camino hacia una relación más sana con el envejecimiento. Las imágenes que ilustran la integración de los enfoques multiómicos en el análisis de la salud, como las que se muestran en la imagen, apuntalan la noción de que comprender el envejecimiento puede conducir a mejorar la calidad de vida, abordando así la cuestión esencial de si estamos preparados para abrazar un futuro en el que la vida se prolongue considerablemente.

XI. DINÁMICA SOCIAL DEL ENVEJECIMIENTO DE LA POBLACIÓN

Las interacciones de una población que envejece en la sociedad son polifacéticas y abarcan cambios en los papeles familiares y los compromisos comunitarios. Con la transición demográfica hacia una mayor proporción de personas mayores, las estructuras familiares tradicionales deben adaptarse para acomodar a los parientes ancianos. Esta transformación conduce a menudo a una inversión de los papeles de los cuidadores, en la que las generaciones más jóvenes se encuentran prestando apoyo a sus padres o abuelos ancianos. Estos cambios pueden tensar las relaciones familiares y exigir ajustes en la dinámica doméstica. Las comunidades se enfrentan al reto de fomentar entornos que promuevan la inclusión social y la participación activa de los mayores. Los programas que fomentan los compromisos intergeneracionales, como los centros comunitarios y las iniciativas de voluntariado, ayudan a disminuir el aislamiento que suele asociarse al envejecimiento. La necesidad de estas iniciativas se ve subrayada por la observación de que el envejecimiento de la población requerirá ajustes significativos en la forma en que estructuramos nuestros servicios sociales, sistemas sanitarios y redes de apoyo comunitario *"A medida que la población envejezca, se producirán importantes implicaciones sociales y económicas. El envejecimiento de la población provocará un cambio en la mano de obra, con trabajadores de más edad que potencialmente permanecerán más tiempo en activo, y esto podría repercutir en el mercado laboral y en los sistemas de seguridad social".* (Linda P. Fried). Así pues, comprender estas interacciones es fundamental para facilitar una coexistencia armoniosa entre generaciones. Navegar por las implicaciones económicas del envejecimiento de la población presenta importantes retos y oportunidades que afectan a las estructuras sociales. A medida que las personas viven más años, sus necesidades y contribuciones a la población activa evolucionan, lo que da lugar a una demanda de políticas que apoyen la prolongación de la vida laboral. Este fenómeno puede conducir a una reimaginación de la edad de jubilación, ya que los adultos mayores siguen participando activamente en la población activa, lo que podría aliviar algunas presiones sobre los sistemas de seguridad social. Sin embargo, cada vez preocupa más cómo puede afectar este cambio a los trabajadores más jóvenes, ya que puede aumentar la competencia por los puestos de trabajo, creando fricciones económicas. Es posible que haya que reestructurar el panorama laboral para equilibrar eficazmente la inclusión de los distintos grupos de edad. Estas dinámicas socioeconómicas subrayan la hipótesis de que, a medida que la población envejezca, se producirán implicaciones sociales y económicas significativas, que en última instancia pondrán de relieve la necesidad de políticas económicas adaptables que atiendan a las realidades de una sociedad que envejece. Las actitudes sociales hacia el envejecimiento también desempeñarán un papel crucial en la configuración de las experiencias de las personas mayores a medida que aumente la esperanza de vida. Las percepciones culturales sobre la edad y el valor de los mayores influyen significativamente en sus funciones sociales y su participación en la vida comunitaria. Las sociedades que aceptan el envejecimiento como una fase de potencial en lugar de declive tienden a fomentar entornos en los que los adultos mayores pueden prosperar, aportando sus conocimientos y experiencia a diversos sectores. La aceptación de este cambio demográfico es esencial para promover una comprensión holística de la salud y el bienestar en la vejez, lo que incluye abordar cuestiones como el edadismo y promover políticas que mejoren la calidad de vida. La importancia de abordar estas dimensiones culturales es evidente; a medida que la población de edad avanzada siga creciendo, el desarrollo de un marco social que valore las contribuciones de las personas mayores será fundamental para garantizar un entorno cohesionado y solidario para todas las edades. En esencia, la dinámica social de una población que envejece nos obliga a replantearnos las normas convencionales en torno al trabajo, la familia y la comunidad, allanando el camino hacia un futuro más integrador.

Cambiar las estructuras familiares

A medida que las expectativas de la sociedad cambian en respuesta al aumento de la esperanza de vida, resulta esencial examinar cómo está evolucionando la dinámica familiar. La estructura tradicional de la familia nuclear se está redefiniendo a medida que el aumento de la esperanza de vida fomenta la convivencia multigeneracional. En tales configuraciones, la sabiduría de las generaciones mayores puede influir directamente en las prácticas de crianza, fomentando entornos estables propicios para un desarrollo saludable. Esta interacción entre grupos de edad pone de relieve las ventajas de las amplias redes familiares que pueden proporcionar apoyo emocional, psicológico y económico a la hora de navegar por las complejidades de la vida moderna. Los impactos de tales cambios pueden contribuir a una mayor comprensión de las identidades individuales, fomentando la adaptabilidad entre los miembros de la familia a medida que se ajustan a un mundo en el que la prolongación de la edad se convierte en la norma. Como se ha señalado, a medida que la gente viva más años, es probable que las estructuras familiares cambien de forma significativa, lo que sugiere que estos cambios influirán no sólo en las relaciones familiares, sino también en las expectativas y normas sociales. Esta transición justifica una cuidadosa consideración de nuestra preparación para las posibles realidades de una vida más larga y sus implicaciones en las estructuras familiares. La evolución de la tecnología y los avances sanitarios también desempeñan un papel fundamental en la remodelación de la dinámica familiar. Las innovaciones emergentes, como la medicina regenerativa y la biotecnología, pueden mejorar la calidad de la longevidad al permitir a las personas mantener su salud y vitalidad durante más tiempo. En consecuencia, las familias podrían encontrarse reevaluando sus papeles y relaciones a medida que los individuos desafíen cada vez más las limitaciones convencionales del envejecimiento. Los ancianos, que antes adoptaban papeles más pasivos debido al deterioro de su salud, ahora pueden participar activamente en la vida familiar, contribuyendo a las economías familiares y a la continuidad cultural. Estos cambios proporcionan a las generaciones más jóvenes perspectivas y experiencias valiosas, que pueden contribuir a la transmisión cultural y a la cohesión social. Reconocer estos cambios es crucial, ya que el replanteamiento de los papeles familiares podría tener repercusiones tanto positivas como negativas en la vida familiar, y exigir estrategias de adaptación para sortear las complejidades que introduce la mayor longevidad. El examen de las implicaciones sociales más amplias revela matices adicionales en torno a las estructuras familiares cambiantes. A medida que se diversifica el concepto de familia, incluyendo los hogares monoparentales, las parejas sin hijos y las formas de vida en común, queda claro que la definición de familia está evolucionando. Es probable que este cambio exija ajustes políticos en ámbitos como la asistencia sanitaria, la fiscalidad y la seguridad social, para dar cabida a nuevas configuraciones familiares que van más allá de los modelos tradicionales. Comprender que cada estructura familiar conlleva retos y puntos fuertes únicos puede informar el discurso público y fomentar una sociedad más inclusiva. Reconocer estos diversos tipos de familia también pone de relieve la necesidad de sistemas de apoyo comunitario que atiendan a las diversas configuraciones, promoviendo en última instancia la conciliación de responsabilidades entre los miembros de la familia. Para abordar adecuadamente las implicaciones de estos cambios, es vital cultivar la comprensión de que las funciones de los abuelos y bisabuelos podrían evolucionar, mejorando en última instancia las estrategias de adaptación de la sociedad en respuesta a la longevidad y las estructuras familiares cambiantes.

Relaciones intergeneracionales

La complejidad de las relaciones intergeneracionales se acentúa a medida que los avances en longevidad amplían las expectativas de vida, lo que provoca una reevaluación de la dinámica familiar y social. A medida que las personas viven más, el tiempo que pasan las distintas generaciones es cada vez más significativo, lo que crea oportunidades de apoyo mutuo y experiencias compartidas. Este cambio puede fomentar un intercambio más rico de conocimientos y valores, salvando la brecha generacional. También plantea cuestiones sobre la adaptabilidad de las estructuras sociales para acomodar a las poblaciones que envejecen. Los adultos mayores poseen a menudo una riqueza de experiencia y contexto histórico que puede beneficiar enormemente a las generaciones más jóvenes, mientras que éstas pueden aportar destreza tecnológica y nuevas perspectivas. La fusión de estos atributos puede conducir a soluciones innovadoras para los acuciantes retos sociales, reforzando la idea de que unas relaciones intergeneracionales sanas pueden influir positivamente en la resiliencia de la comunidad. Como se ha señalado. *"A medida que las personas viven más, las relaciones entre generaciones se hacen más complejas y polifacéticas. Comprender estas dinámicas es crucial para construir sociedades solidarias e integradoras." (Laura L. Carstensen)*. Alimentar las relaciones intergeneracionales desempeña un papel fundamental a la hora de abordar las necesidades emocionales y sociales de una población que envejece. Estos vínculos pueden aliviar significativamente los sentimientos de aislamiento y soledad a los que se enfrentan muchos adultos mayores. En la sociedad contemporánea, en la que la movilidad y la tecnología limitan a menudo las interacciones personales, fomentar las conexiones entre generaciones resulta esencial. Los entornos estructurados, como los centros comunitarios y los talleres educativos, pueden facilitar estas interacciones reuniendo a personas más jóvenes y mayores para que participen en actividades compartidas. Estas plataformas permiten el intercambio de historias, habilidades y perspectivas, mejorando el bienestar emocional y enriqueciendo las vidas de ambos extremos del espectro. Estas interacciones pueden ayudar a desmontar los estereotipos sobre el envejecimiento, fomentando una comprensión más compasiva de los retos a los que se enfrentan los mayores. La importancia de las elecciones de estilo de vida subraya además que alimentar las relaciones intergeneracionales puede conducir a experiencias de aprendizaje compartidas que promuevan un envejecimiento saludable en todas las etapas de la vida. La investigación emergente sobre los aspectos biológicos y psicológicos del envejecimiento refuerza la importancia de las relaciones intergeneracionales para promover un desarrollo saludable a lo largo de la vida. Conceptos como el reloj epigenético y la resiliencia psicológica sugieren que la calidad de las interacciones sociales puede conducir a mejores resultados de salud y longevidad. Cuando las personas mayores mantienen un compromiso activo en sus comunidades, no sólo mejoran su propio bienestar, sino que también contribuyen positivamente a la salud de las generaciones más jóvenes. Involucrar a individuos más jóvenes en actos de servicio, tutoría o incluso cuidado de adultos mayores crea una relación interdependiente que beneficia a todas las partes implicadas. Esta dinámica puede generar un sentido de propósito en los adultos mayores, al tiempo que inculca valores de respeto y cuidado en las generaciones más jóvenes. A medida que las sociedades se preparan para una vida más larga, el fomento de las relaciones intergeneracionales puede surgir como una potente estrategia para mejorar la calidad de vida individual y colectiva. La sinergia entre las poblaciones que envejecen y los jóvenes es un testimonio del potencial para construir relaciones de apoyo que fomenten tanto la longevidad como unas estructuras sociales prósperas, ilustrando así la importancia de cultivar proactivamente estas conexiones a medida que navegamos por las complejidades de la prolongación de la esperanza de vida.

Sistemas comunitarios de apoyo

Reconocer las profundas implicaciones de la prolongación de la esperanza de vida exige un examen paralelo de los sistemas de apoyo comunitario que pueden sostener a las personas a lo largo de sus vidas potencialmente alargadas. Las redes comunitarias fuertes no sólo proporcionan apoyo emocional, sino también asistencia práctica que fomenta el bienestar general. A medida que evolucione el panorama demográfico debido a los avances en biotecnología y asistencia sanitaria, las comunidades tendrán que adaptar sus recursos para atender a una población cada vez más envejecida. Esta adaptación puede manifestarse a través de programas establecidos centrados en el bienestar mental y físico, que son fundamentales a medida que las personas se enfrentan a las complejidades del envejecimiento. Como se articula en el concepto de relaciones sociales como factor significativo para los resultados de salud, *"Las relaciones sociales, o la relativa falta de ellas, constituyen un importante factor de riesgo para la salud, que rivaliza con el efecto de factores de riesgo para la salud bien establecidos, como el tabaquismo, la tensión arterial y la actividad física". (Holt-Lunstad, J., Smith, T. B., & Layton, J. B.)*. Centrarse en los sistemas de apoyo comunitario es fundamental para garantizar que los avances en longevidad contribuyan positivamente a la calidad de vida en la vejez. El marco que proporcionan los sistemas de apoyo comunitario va mucho más allá de las meras interacciones sociales; incluye el acceso a servicios sanitarios, actividades recreativas y programas educativos adaptados a los mayores. Estos servicios son esenciales para fomentar el compromiso y mantener un estilo de vida activo, contrarrestando el aislamiento que suele acompañar al envejecimiento. Las iniciativas que promueven el aprendizaje permanente no sólo estimulan la función cognitiva, sino que también ayudan a mantener las conexiones sociales, reforzando así el sentimiento de pertenencia a la comunidad. Los programas que utilizan tecnologías para controlar la salud y prestar servicios de telemedicina pueden mejorar eficazmente estos sistemas de apoyo, haciendo más accesible la asistencia sanitaria. En este contexto, la exploración de campos emergentes como la medicina regenerativa y la edición genética debe alinearse con iniciativas impulsadas por la comunidad que den prioridad al bienestar junto con la prolongación de la esperanza de vida. Dicha integración subraya la necesidad de ajustar las estructuras sociales para dar cabida a una población que envejece, garantizando que los sistemas de apoyo evolucionen a la par que los avances sanitarios. El papel de los sistemas de apoyo comunitarios es decisivo para abordar los retos éticos y económicos asociados al aumento de la longevidad. A medida que las sociedades lidian con las implicaciones de vivir vidas significativamente más largas, se intensifica la responsabilidad del apoyo intergeneracional. Las comunidades pueden actuar como facilitadoras para tender puentes entre los distintos grupos de edad, fomentando relaciones que promuevan la ayuda y la comprensión mutuas. A medida que el mercado laboral se ajusta para dar cabida a los trabajadores de más edad, los programas basados en la comunidad pueden ayudar a reciclar e integrar a los mayores en la población activa, beneficiando así a la economía. Estas iniciativas ayudan a crear un marco sostenible que no sólo nutre a los mayores, sino que también les capacita como contribuyentes a la sociedad. Al unir diversos elementos dentro de los sistemas de apoyo comunitario, las sociedades pueden prepararse eficazmente para las complejidades asociadas a la prolongación de la esperanza de vida, lo que en última instancia conduce a entornos más resistentes y solidarios para las personas de todos los grupos de edad.

XII. PERSPECTIVAS CULTURALES SOBRE EL ENVEJECIMIENTO

Los marcos culturales desempeñan un papel fundamental en la configuración de las actitudes hacia el envejecimiento y las personas mayores. En muchas sociedades, las narrativas culturales influyen considerablemente en cómo se percibe el envejecimiento, dictando a menudo el respeto, las funciones y las responsabilidades asociadas a las personas mayores. En las culturas orientales, los ancianos son venerados como depositarios de la sabiduría y la tradición, lo que fomenta un sentimiento de obligación familiar y social hacia su cuidado. Esto contrasta fuertemente con los paradigmas occidentales, donde el envejecimiento se asocia a menudo con la vulnerabilidad y la dependencia, lo que conduce a una tendencia a marginar a las personas mayores. Estas dicotomías culturales indican que el respeto de la sociedad por las personas mayores no sólo afecta a las interacciones personales, sino que también puede repercutir en las políticas relativas a la asistencia sanitaria y los sistemas de apoyo social. Al comprender estos contrastes culturales, podemos comprender mejor cómo podrían adaptarse las distintas sociedades a las implicaciones a largo plazo del envejecimiento de la población, sobre todo a medida que los avances en la ciencia de la longevidad desafían las nociones tradicionales de la edad y la vejez. El envejecimiento no es un mero viaje personal, sino que está profundamente influido por construcciones sociales que dictan la forma en que las distintas culturas abordan los retos y las oportunidades que conlleva la prolongación de la vida. Las comunidades pueden diferir significativamente en sus planteamientos sobre la salud, las obligaciones familiares y el apoyo institucional a los ancianos. La noción de piedad filial en las culturas asiáticas hace hincapié en el deber de los hijos de cuidar de sus padres, creando un modelo de envejecimiento fuertemente orientado a la familia. Por el contrario, en culturas más individualistas, la jubilación y el cuidado de los ancianos pueden inclinarse hacia entornos institucionales, reflejando un cambio social en la responsabilidad. Esta divergencia se hace cada vez más significativa a medida que la longevidad se convierte en una realidad; las sociedades con sólidas estructuras familiares pueden navegar por la prolongación de la vida con más elegancia que las que dependen en gran medida de marcos institucionales. Mediante un análisis comparativo de estas dimensiones socioculturales, podemos abordar cómo las normas colectivas de la sociedad conforman las experiencias individuales del envejecimiento, influyendo así en la adaptación a los futuros avances de la longevidad. Examinar las percepciones culturales del envejecimiento no sólo es relevante para comprender las actitudes sociales, sino también crucial para considerar las implicaciones éticas de las tecnologías de prolongación de la vida. A medida que los avances en biotecnología y medicina regenerativa presenten a la sociedad la posibilidad de prolongar significativamente la vida, las diversas actitudes culturales hacia el envejecimiento determinarán la aceptación e integración de dichas tecnologías. Las culturas que honran la sabiduría de los mayores pueden dar prioridad a las tecnologías que mejoran la calidad de vida y la función cognitiva en la vejez, mientras que otras pueden abordar los avances con escepticismo, temiendo la pérdida de autonomía o dignidad. Esta interacción entre los valores culturales y la innovación tecnológica hace necesario el diálogo en torno a la bioética y el papel de la sociedad en la configuración de las políticas relacionadas con el envejecimiento. La imagen ilustra estos retos sanitarios a largo plazo y los mecanismos del envejecimiento, subrayando la necesidad de un enfoque culturalmente informado de las intervenciones sanitarias. Tener en cuenta estas perspectivas culturales será imprescindible para elaborar políticas que no sólo aborden los aspectos médicos de la longevidad, sino que también respeten y reconozcan las diversas experiencias y valores asociados al envejecimiento en un contexto global.

Variaciones de Actitudes entre Culturas

Las actitudes culturales hacia el envejecimiento y la longevidad están profundamente moldeadas por factores históricos, sociales y económicos, que pueden dar lugar a percepciones variadas de lo que significa vivir una vida más larga. En muchas sociedades occidentales, la prolongación de la vida suele verse a través de una lente de individualismo, en la que los avances en la atención sanitaria se celebran como logros personales. Esta mentalidad tiende a priorizar la tecnología y la innovación como medios principales para mejorar la esperanza de vida, equiparando la longevidad con el éxito y la calidad de vida. Por el contrario, en numerosas culturas orientales, el envejecimiento se asocia a menudo con la sabiduría y la reverencia por la experiencia. Aquí, una vida más larga no es sólo una cuestión de avances médicos, sino también un imperativo cultural que fomenta las relaciones intergeneracionales y los lazos comunitarios. Por ello, comprender estas perspectivas divergentes es crucial, ya que informan directamente los debates en torno a las implicaciones de vivir hasta los 150 años, influyendo en las políticas sociales y en la asignación de recursos sanitarios. Las creencias culturales dispares se manifiestan además en cómo perciben las distintas sociedades la calidad de vida asociada a la longevidad. El creciente énfasis en la salud mental como componente crítico del bienestar es más pronunciado en unas culturas que en otras. Mientras que las culturas occidentales pueden criticar el proceso de envejecimiento por su deterioro físico, lo que suscita deseos de inhibir los efectos del tiempo mediante la intervención médica, otras culturas pueden aceptar el envejecimiento como una etapa de la vida que puede enriquecerse mediante el apoyo de la comunidad y prácticas holísticas de estilo de vida. Esto contrasta fuertemente con el énfasis occidental en las tecnologías antienvejecimiento, exploradas a través de marcos como la medicina de precisión y la edición genética, que a menudo están respaldados por intereses comerciales. Comprender cómo estas actitudes diferentes pueden influir en las conductas sanitarias y las respuestas políticas es esencial para prepararse para los cambios sociales que acompañan a una mayor esperanza de vida, promoviendo el compromiso con los valores culturales y las creencias sanitarias para fomentar enfoques inclusivos del envejecimiento. El nexo entre las perspectivas culturales y la longevidad subraya la necesidad de una conversación matizada sobre las implicaciones de la prolongación de la vida. La investigación sobre el envejecimiento biológico y los enfoques interdisciplinarios, como se observa en los estudios integrados que abarcan la biología histórica y molecular, pueden informar políticas sensibles a los contextos culturales de las prácticas sanitarias. Esta perspectiva alineada es especialmente pertinente a medida que las sociedades se enfrentan a opiniones contradictorias sobre las consecuencias de prolongar la vida. A medida que los debates en torno a la longevidad sigan evolucionando, reconocer y respetar las variaciones en las actitudes culturales será vital para fomentar la aceptación de las tecnologías emergentes. Hacer hincapié en una comprensión global de estas dinámicas puede permitir a las sociedades no sólo aceptar las posibilidades de vivir hasta los 150 años, sino hacerlo de un modo que resuene profundamente con sus valores y aspiraciones culturales.

País	Actitud Positiva (%)	Actitud Neutral (%)	Actitud Negativa (%)
Japón	82	12	6
Estados Unidos	75	15	10
Alemania	70	20	10
Brasil	65	25	10
India	80	15	5
China	78	18	4
Suecia	85	10	5
Sudáfrica	72	20	8

Actitudes culturales hacia la longevidad

Rituales y tradiciones en torno al envejecimiento

Las prácticas culturales en torno al envejecimiento constituyen una lente crítica a través de la cual las sociedades configuran su comprensión de las etapas posteriores de la vida. Diversas regiones han desarrollado rituales únicos que significan la transición a la vejez, influyendo tanto en la identidad personal como en el valor social. La tradición japonesa del Kanreki celebra el cumplimiento de los 60 años, simbolizando un nuevo comienzo y el reconocimiento de la sabiduría acumulada durante toda una vida. Estas prácticas ponen de relieve la importancia de honrar a los ancianos y reconocer las contribuciones que han hecho a sus familias y comunidades. Mediante estos rituales, las culturas proporcionan marcos que no sólo celebran la longevidad, sino que también refuerzan el sentido de finalidad y pertenencia entre los mayores. Este entrelazamiento del envejecimiento con la identidad cultural permite comprender cómo las sociedades pueden apreciar e integrar mejor a las personas mayores en el tejido social, facilitando potencialmente la transición hacia una vida más larga a medida que evoluciona el concepto de envejecimiento. Explorar la relación polifacética entre el envejecimiento y los rituales sociales revela implicaciones significativas sobre cómo navegaremos por el futuro de la longevidad. A medida que los avances en biotecnología y medicina regenerativa presenten la posibilidad de prolongar la vida humana más allá de los límites anteriores, las tradiciones existentes en torno al envejecimiento evolucionarán inevitablemente. Las culturas que se comprometen activamente a honrar a los ancianos, por ejemplo mediante narraciones comunales o programas de tutoría, pueden encontrarse en mejor posición para adaptarse a estos cambios. Las tradiciones que incorporan las perspectivas de los ancianos en los procesos de toma de decisiones de la comunidad pueden mejorar el diálogo intergeneracional, asegurando que no se pierdan las percepciones obtenidas de experiencias vitales más largas. Como se ve en los diagramas que muestran los mecanismos de la biología de sistemas y el envejecimiento, comprender estas conexiones puede capacitar a las sociedades para cultivar ritos de paso que sigan el ritmo del progreso científico, fomentando al mismo tiempo el respeto y la integración de los mayores en la vida de la comunidad. Los retos éticos asociados a la longevidad también se entrecruzan con los rituales y las tradiciones. Una sociedad que prioriza cada vez más la prolongación de la vida debe enfrentarse simultáneamente a la cuestión de cómo mantener la dignidad, el respeto y la calidad de vida de las personas que envejecen. Muchas culturas han establecido rituales al final de la vida que fomentan la reflexión y honran la vida vivida, lo que se observa en prácticas que hacen hincapié en la gratitud y la clausura. A medida que la esperanza de vida se extienda potencialmente hasta los 150 años, habrá una necesidad crítica de adaptar estas tradiciones para reflejar las nuevas realidades, permitiendo celebraciones de la vida al tiempo que se abordan las complejidades del envejecimiento prolongado. Este paradigma en evolución puede servir de terreno para nuevos rituales que honren simultáneamente el pasado y abracen el futuro, conduciendo a una comprensión más profunda del envejecimiento, tal como se representa en los marcos científicos que analizan la salud y las estrategias de intervención. Integrar las consideraciones éticas con los rituales emergentes puede fomentar una cultura que respete el envejecimiento al tiempo que abraza nuevos estilos de vida y tecnologías.

Perspectivas globales sobre la longevidad

La conversación en torno a la longevidad no es meramente científica; es inherentemente social, entrelazándose con las normas culturales y los valores sociales a nivel mundial. Los distintos países tienen percepciones diferentes del envejecimiento, lo que influye significativamente en sus planteamientos políticos e iniciativas sanitarias. En muchas sociedades occidentales, el envejecimiento se ve a menudo a través de una lente deficitaria, centrada en los retos del cuidado y el deterioro de la salud. Por el contrario, algunas culturas orientales pueden celebrar la sabiduría y la experiencia asociadas a la vejez, integrando a los ancianos en unidades familiares y comunidades de forma más holística. Esta divergencia se hace especialmente evidente al considerar las políticas sanitarias. Mientras algunos sostienen que los avances de la medicina y la tecnología podrían aumentar significativamente la esperanza de vida, surgen disparidades apreciables en la forma en que las sociedades abordan las necesidades de los adultos mayores. Esto ilustra la compleja interacción entre la cultura y las implicaciones prácticas de las iniciativas sobre longevidad. Comprender las perspectivas globales sobre el envejecimiento es imprescindible para elaborar políticas eficaces que honren tanto la dignidad individual como la interdependencia comunitaria. A medida que la longevidad se convierte en una posibilidad más tangible, surgen importantes preocupaciones éticas en relación con la asignación de recursos y las repercusiones sociales. Retos como el acceso a la asistencia sanitaria, la sostenibilidad económica y la calidad de vida de los adultos mayores deben abordarse enérgicamente. La idea de vivir más tiempo es prometedora, pero también plantea interrogantes sobre las implicaciones de la prolongación de la vida en los recursos y las estructuras sociales. La sostenibilidad de los sistemas de pensiones y de los recursos sanitarios podría verse comprometida por una población creciente de adultos mayores. Como señaló un académico, La perspectiva global de la longevidad es polifacética, pues no sólo abarca los aspectos biológicos y médicos, sino también las implicaciones sociales, económicas y culturales del aumento de la esperanza de vida. Estas implicaciones requieren una reevaluación de los sistemas existentes y de las interpretaciones culturales del envejecimiento. Al reconocer las polifacéticas dimensiones de la longevidad, las sociedades pueden trabajar para encontrar soluciones equitativas que promuevan la salud, el bienestar y la dignidad a lo largo de toda la vida. Un aspecto significativo de los debates sobre la longevidad tiene que ver con la evolución de las innovaciones científicas y tecnológicas que podrían alterar la trayectoria del envejecimiento humano. Campos como la biotecnología y la medicina regenerativa encierran un potencial transformador, ofreciendo oportunidades sin precedentes para mejorar la salud y prolongar la vida. Estas innovaciones exigen un cuidadoso examen de las consideraciones éticas y las posibles ramificaciones sociales. El desarrollo de relojes de envejecimiento y biomarcadores de salud puede proporcionar información sobre los procesos individuales de envejecimiento, facilitando enfoques personalizados de la gestión sanitaria. Adoptar estos avances exige abordar las disparidades en el acceso a estas tecnologías, garantizando que los beneficios se distribuyan equitativamente entre las poblaciones. El panorama cambiante de la asistencia sanitaria también exige que las sociedades reconsideren las estructuras y los papeles familiares tradicionales. Los nuevos modelos de asistencia serán esenciales en un mundo en el que vivir más de 100 años puede ser algo habitual. Así pues, explorar estos avances científicos junto con la dinámica cultural y social es fundamental para prepararse para un futuro caracterizado por un aumento significativo de la longevidad.

País	Esperanza de Vida (años)	Esperanza de Vida con Buena Salud (años)
Japón	84.6	74.5
Suiza	83.5	73.5
Australia	83.4	73.9
Singapur	84.2	74.9
España	83.2	73.3
Italia	83.3	74.1
Canadá	82.4	72.5
Francia	82.9	72.4
Estados Unidos	78.9	68
Alemania	81.3	71

Estadísticas mundiales de longevidad por países (2023)

XIII. CONSIDERACIONES POLÍTICAS PARA LA LONGEVIDAD

Al considerar la longevidad, los responsables políticos deben lidiar con el cambiante panorama de la salud pública y la posible presión sobre los sistemas sanitarios existentes. A medida que avanza la investigación en campos como la medicina regenerativa y la biotecnología, resulta crucial evaluar cómo se integrarán estos avances en las infraestructuras sanitarias actuales. Una preocupación importante reside en la accesibilidad y asequibilidad de estas innovaciones. Si las tecnologías diseñadas para prolongar la vida sólo están al alcance de unos pocos privilegiados, esto podría exacerbar las disparidades socioeconómicas existentes. Además, hay que examinar detenidamente cómo se adaptan las relaciones interpersonales y las estructuras de apoyo comunitario al aumento de la longevidad. Las iniciativas sanitarias comunitarias tendrán que evolucionar no sólo para tratar las enfermedades relacionadas con la edad, sino también para promover el bienestar a lo largo de una vida más larga. Esta consideración subraya la necesidad de políticas que den prioridad al acceso equitativo a los avances sanitarios, facilitando beneficios más amplios en lugar de profundizar las divisiones sociales. Las ideas sobre las aplicaciones del Aprendizaje Generativo Profundo por Refuerzo ponen de relieve cómo los enfoques innovadores pueden mejorar la investigación biomédica, apoyando los argumentos a favor de la adaptación de las políticas. Otro aspecto de la política de longevidad implica la reestructuración de los marcos sociales para adaptarse al envejecimiento de la población. Los sistemas actuales se basan en gran medida en las expectativas de vida convencionales, y un cambio hacia vidas más largas exige replantearse la edad de jubilación, la participación laboral y los servicios sociales. Ampliar los años de trabajo puede exigir flexibilidad en las prácticas laborales, en las que se permita a los adultos mayores contribuir en función de sus capacidades. Paralelamente, puede que los sistemas educativos tengan que ofrecer oportunidades de aprendizaje permanente para garantizar que las personas sigan comprometidas y sean productivas durante toda la vida. Como se ilustra en, los hábitos dietéticos y la nutrición desempeñan un papel clave en la salud a lo largo de la vida y son esenciales para la longevidad. Por tanto, la formulación de políticas debe incorporar aspectos de la educación sanitaria pública que promuevan estilos de vida y nutrición saludables, con el objetivo de mejorar la calidad de vida a medida que aumenta la esperanza de vida. La transición a una sociedad que adopte la revolución de la longevidad implicará ajustes significativos en múltiples sectores, lo que subraya la importancia de políticas visionarias que desafíen los marcos convencionales. No pueden pasarse por alto las consideraciones éticas en torno a la longevidad, ya que los avances en edición genética y biotecnología suscitan cuestiones morales esenciales. Determinar quién tiene derecho a acceder a las tecnologías de prolongación de la vida plantea importantes dilemas éticos; la distribución equitativa debe ser un objetivo primordial en el desarrollo de políticas. Además, hay cuestiones relativas al impacto de la prolongación de la vida en la sostenibilidad planetaria y la asignación de recursos. Como se ha indicado, los enfoques multiómicos desempeñan un papel crucial en la comprensión del envejecimiento, pero también subrayan la necesidad de una investigación y aplicación responsables. Equilibrar los beneficios de la vida prolongada con el potencial de superpoblación y degradación medioambiental conduce a un panorama complejo para los responsables políticos. Es imperativo que los debates en torno a las políticas de longevidad sean inclusivos, implicando a expertos en ética, ecología y economía para garantizar la creación de sistemas sostenibles y equitativos. Integrar estas consideraciones será crucial para navegar con éxito por las implicaciones sociales de vivir hasta los 150 años y más.

Año	País	Esperanza de Vida	Gasto Público en Sanidad	Gastos de Pensiones
2020	Estados Unidos	78.54	10,965	8.5
2021	Estados Unidos	78.99	11,525	8.7
2022	Estados Unidos	79.11	12,100	9
2023	Estados Unidos	79.5	12,750	9.2

Consideraciones políticas sobre las estadísticas de longevidad

Normativa gubernamental sobre biotecnología

El panorama normativo que rodea a la biotecnología es una compleja integración de leyes y directrices diseñadas para garantizar la seguridad pública, fomentar la innovación y abordar los dilemas éticos. A medida que se aceleran los avances biotecnológicos, también lo hace la necesidad de una sólida supervisión gubernamental. Agencias como la Food and Drug Administration (FDA) de Estados Unidos desempeñan un papel fundamental en la evaluación de la seguridad y eficacia de los productos biotecnológicos. Los marcos reguladores deben adaptarse continuamente para seguir el ritmo de innovaciones como la edición genética CRISPR, la biología sintética y la medicina regenerativa. Sin una regulación meticulosa, aumenta el potencial de uso indebido o de consecuencias no deseadas, lo que plantea cuestiones existenciales sobre bioética y dignidad humana. El reto, por tanto, consiste en lograr un equilibrio entre el fomento del progreso científico y la salvaguarda de la salud pública y la sostenibilidad medioambiental. Esta interacción dinámica influirá significativamente en la trayectoria de la biotecnología y su papel en la prolongación de la longevidad humana. sirve de guía visual fiable en este contexto, dilucidando diversos mecanismos biológicos del envejecimiento con relevancia para las aplicaciones biotecnológicas y las consideraciones normativas. A la hora de aplicar la normativa gubernamental sobre biotecnología surgen numerosos retos, sobre todo en relación con las implicaciones éticas y la percepción pública. El potencial de las modificaciones genéticas, ya sea en los sistemas agrícolas o en la terapéutica humana, suscita diversas actitudes entre las partes interesadas, que van desde la aprensión a la aceptación entusiasta. Esta diversidad complica a menudo el proceso regulador, ya que los responsables políticos se esfuerzan por equilibrar los avances científicos con los límites éticos. No puede pasarse por alto la influencia de los grupos de presión, las organizaciones de defensa y el sentimiento público; cada uno de ellos desempeña un papel vital en la configuración de las percepciones de las innovaciones biotecnológicas. A medida que los avances biotecnológicos penetran cada vez más en las estructuras sociales, las normativas deben seguir siendo transparentes y adaptables, abordando cuestiones éticas como el consentimiento informado, el impacto medioambiental y la equidad en el acceso. Pone de relieve esta relación ilustrando cómo las diversas aplicaciones de la biotecnología se entrecruzan con la supervisión gubernamental, reflejando la creciente relevancia de las normativas a medida que avanzan las innovaciones en las ciencias del envejecimiento. Prepararse para un futuro en el que la biotecnología contribuya significativamente a la longevidad humana requiere una comprensión matizada de los marcos normativos en los distintos contextos mundiales. Los distintos países presentan diversos grados de rigor normativo, en función de las actitudes culturales hacia la biotecnología y el riesgo. Las normativas de la Unión Europea sobre organismos modificados genéticamente (OMG) son famosamente más estrictas que las de Estados Unidos, lo que refleja un consentimiento social más amplio hacia la seguridad y la sostenibilidad medioambiental. Estas diferencias plantean retos para la colaboración internacional y pueden obstaculizar innovaciones que podrían agilizar la asistencia sanitaria y mejorar la calidad de vida. Además, las tecnologías emergentes en biología sintética y edición genética requieren un diálogo global, que promueva normativas armonizadas que protejan la salud pública al tiempo que fomentan la innovación. Sin estos marcos de cooperación, las disparidades geográficas en el acceso a soluciones biotecnológicas avanzadas para la longevidad pueden conducir a un aumento de las desigualdades. Las implicaciones de estas normativas son vitales para configurar la futura dinámica social, por lo que la comprensión de los panoramas políticos internacionales resulta esencial para cualquiera que se dedique a la biotecnología. El examen exhaustivo que proporciona ofrece una visión crucial del enfoque multiómico del envejecimiento, subrayando la intersección de las medidas legislativas y la investigación científica en este campo en rápida evolución.

Iniciativas de Salud Pública

Al examinar el panorama de los resultados sanitarios, el papel de las iniciativas de salud pública adquiere una importancia capital, ya que da forma a nuestra comprensión de la longevidad y la calidad de vida. Estas iniciativas sirven a menudo de puente que conecta los avances de la tecnología médica con los factores socioeconómicos más amplios que influyen en la salud. El éxito de las campañas de salud pública ha sido crucial para combatir las enfermedades crónicas vinculadas al envejecimiento, como la diabetes y las cardiopatías. Al abordar factores del estilo de vida como la dieta y el ejercicio a través de la divulgación y la educación comunitarias, estos programas fomentan una sociedad más consciente de la salud que puede mitigar algunos de los efectos perjudiciales de la prolongación de la esperanza de vida. A medida que evolucionan los determinantes de la salud, es esencial comprender su naturaleza polifacética; esta complejidad puede visualizarse mediante marcos que hagan hincapié en los factores biológicos y socioculturales interconectados. El desarrollo de tales marcos pone de relieve la necesidad de que la salud pública se adapte continuamente, garantizando que la longevidad vaya acompañada de una alta calidad de vida para todos. Los nuevos enfoques de vigilancia y evaluación de la salud, como los que ilustran los marcadores biológicos relacionados con la edad, son cada vez más parte integrante de las estrategias de salud pública destinadas a prolongar la esperanza de vida. Un aspecto importante es la comprensión del envejecimiento a nivel celular y molecular, utilizando los conocimientos de campos emergentes como la biotecnología. Las iniciativas de salud pública pueden aprovechar estos descubrimientos para promover medidas sanitarias preventivas y la medicina personalizada. Como se ha señalado en estudios recientes, la urgencia de reducir las emisiones de gases de efecto invernadero se ha hecho cada vez más evidente, reflejo de lo interconectados que están los factores medioambientales y los resultados sanitarios, lo que subraya la necesidad de políticas de salud pública centradas en el medio ambiente. Integrando los conocimientos de la biología molecular en los programas de salud preventiva, podemos fomentar entornos que no sólo apoyen la salud, sino que promuevan activamente la longevidad. Esta síntesis de ciencia y política muestra el potencial de las iniciativas de salud pública para influir significativamente en la esperanza de vida y el bienestar general. Al pensar en el futuro de la longevidad, las iniciativas de salud pública deben considerar también las implicaciones éticas de la prolongación de la esperanza de vida en las estructuras sociales. La revolución de la longevidad plantea cuestiones sobre la distribución de los recursos, el acceso a la asistencia sanitaria y las percepciones culturales del envejecimiento. Las iniciativas que se centran en el acceso equitativo a la sanidad son cruciales para garantizar que la prolongación de la vida no se limite a grupos demográficos específicos, sino que sea beneficiosa para todos. La integración de los marcos de la salud pública con las estrategias de participación comunitaria puede abordar las disparidades adaptando las intervenciones a las dinámicas culturales y socioeconómicas de poblaciones diversas. En consecuencia, analizar cómo abordan el envejecimiento las distintas culturas revela tanto retos como oportunidades. Cultivar una comprensión integral del envejecimiento a través de una lente de salud pública permite crear políticas inclusivas que abarquen las complejidades de una población que envejece.

Este enfoque no sólo optimiza los resultados sanitarios, sino que también nutre la dinámica intergeneracional dentro de la sociedad, preparándonos en última instancia para la realidad de vivir vidas significativamente más largas.

Iniciativa	Año	Impacto en la Longevidad	Fuente
Programas de vacunación	2023	Aumento de 3 a 5 años	Organización Mundial de la Salud (OMS)
Programas para dejar de fumar	2023	Aumento de 7 a 10 años	Centros para el Control y la Prevención de Enfermedades (CDC)
Campañas de prevención de la obesidad	2023	Aumento de 2-4 años	Instituto Nacional de Salud (NIH)
Concienciación sobre la salud mental	2023	Aumento de 2-3 años	Asociación Americana de Psicología (APA)
Programas de Gestión de Enfermedades Crónicas	2023	Aumento de 5 a 7 años	Asociación Americana del Corazón (AHA)

Impacto de las iniciativas de salud pública en la longevidad

Financiación de la investigación sobre el envejecimiento

Las complejidades de la investigación sobre el envejecimiento exigen una financiación adecuada para explorar y aplicar soluciones innovadoras que puedan mejorar la longevidad y la calidad de vida. La inversión en este campo es crucial, sobre todo a medida que envejece la población mundial y aumentan los retos sanitarios asociados. A pesar de la importancia de dicha investigación, las fuentes de financiación a menudo siguen siendo inconsistentes, dependiendo en gran medida del apoyo gubernamental y de patrocinios privados. Programas como el Instituto Nacional sobre el Envejecimiento (NIA) se centran en el desarrollo de iniciativas de investigación relacionadas con la edad, pero se enfrentan a limitaciones financieras que pueden obstaculizar la realización de estudios innovadores. Sin un marco de financiación sólido, los posibles avances en medicina regenerativa y biotecnología pueden quedar sin realizar, lo que en última instancia afectaría a la comprensión holística de los procesos de envejecimiento. Como se destaca en, un marco conceptual que esboza los mecanismos biológicos del envejecimiento pone de relieve que una inversión sostenida puede promover descubrimientos significativos. Las partes interesadas deben priorizar la asignación de recursos a la investigación sobre el envejecimiento para garantizar que la sociedad pueda abordar eficazmente los problemas de salud relacionados con el aumento de la longevidad. La transición de la investigación básica a las aplicaciones prácticas exige que los mecanismos de financiación se adapten al panorama cambiante de la ciencia del envejecimiento. Hacer hincapié en la biología de sistemas, que integra enfoques multiómicos para comprender el envejecimiento, ilustra cómo las interacciones biológicas complejas pueden informar las estrategias terapéuticas. Sin embargo, los actuales paradigmas de financiación suelen dar prioridad a los resultados a corto plazo frente al impacto a largo plazo, lo que puede obstaculizar los avances transformadores en los resultados sanitarios. Como se muestra en la imagen, la integración de diversas ómicas puede aportar valiosos conocimientos que impulsen la investigación sobre el envejecimiento. Un cambio en las estrategias de financiación podría fomentar la colaboración interdisciplinar, uniendo a expertos de campos como la genética, la bioinformática y la salud pública para cultivar una comprensión más exhaustiva del envejecimiento. Al alinear el apoyo financiero con la naturaleza polifacética del envejecimiento, los investigadores pueden ser pioneros en intervenciones holísticas que prometen mejorar la calidad de vida de una población cada vez más envejecida. La percepción pública y las actitudes culturales hacia el envejecimiento influyen significativamente en las oportunidades de financiación. Las actitudes sociales en las culturas que abrazan la longevidad, frente a las que ven el envejecimiento como un declive, pueden afectar a la priorización de la financiación de la investigación sobre el envejecimiento. Involucrar al público mediante campañas de concienciación puede estimular el interés por enfocar el envejecimiento no sólo como un proceso biológico, sino como una experiencia holística que justifica la exploración y la innovación. Abordar las ideas erróneas del público sobre el envejecimiento es fundamental para fomentar un entorno propicio para los organismos de financiación. Como se ilustra en, las diversas influencias de las prácticas dietéticas en el envejecimiento saludable dilucidan la importancia de comprender los factores del estilo de vida en la investigación de la longevidad. En consecuencia, las iniciativas de financiación que dan prioridad a la participación de la comunidad y a la relevancia cultural pueden ampliar los recursos destinados a estudios integrales sobre el envejecimiento, garantizando que los avances se ajusten a las necesidades sociales y a los retos a los que aspira la longevidad.

XIV. SOSTENIBILIDAD MEDIOAMBIENTAL Y LONGEVIDAD

La sostenibilidad medioambiental desempeña un papel fundamental en la búsqueda de la longevidad, sobre todo porque la población mundial prevé que la esperanza de vida se alargue hasta los 150 años. La urbanización, la industrialización y la extracción insostenible de recursos amenazan los ecosistemas, lo que repercute en la salud humana y la longevidad. La degradación medioambiental se ha relacionado con numerosas crisis sanitarias, como enfermedades respiratorias, problemas cardiovasculares y enfermedades infecciosas, todas las cuales afectan gravemente a la calidad y la duración de la vida. Centrarse en prácticas sostenibles, como el uso de energías renovables, la agricultura ecológica y la reducción de la contaminación, puede mitigar estos riesgos. Fomentando prácticas interconectadas que apoyen tanto la salud humana como el medio ambiente, las comunidades pueden crear resiliencia frente a enfermedades que pueden hacerse más prevalentes en una población que envejece. Incorporar esta perspectiva holística es esencial, ya que reconoce que el medio ambiente y la salud individual se influyen mutuamente y subraya la importancia de las medidas proactivas para mantener la salud durante largos periodos de vida. Las tecnologías emergentes se consideran cada vez más parte integrante de la sostenibilidad medioambiental, impulsando soluciones innovadoras dirigidas a mejorar la calidad de vida a medida que envejecemos. Los avances en biotecnología, como los cultivos modificados genéticamente que requieren menos recursos, pretenden mejorar la seguridad alimentaria al tiempo que reducen la presión medioambiental. Del mismo modo, la medicina regenerativa aprovecha los procesos naturales para reparar o sustituir tejidos u órganos dañados, ampliando potencialmente los años de vida sana y minimizando al mismo tiempo la huella ecológica. Al mejorar nuestros sistemas biológicos -tanto en la salud como en la agricultura- estas tecnologías también contribuyen a la sostenibilidad de los sistemas alimentarios y a la resistencia medioambiental, garantizando que, a medida que se alarga la esperanza de vida, mitigamos los efectos adversos de la superpoblación y el agotamiento de los recursos. La integración de prácticas sostenibles en estos avances científicos alinea los objetivos de longevidad con la gestión medioambiental, creando una vía para un futuro en el que la salud y el equilibrio ecológico coexistan armoniosamente. La interacción de los enfoques nutricionales y el envejecimiento proporciona una comprensión fundamental de cómo una alimentación más sana, influida por las prácticas sostenibles, puede contribuir al bienestar general y a la longevidad. Las dimensiones culturales de la sostenibilidad medioambiental influyen significativamente en las actitudes sociales hacia la longevidad. Las distintas culturas dan prioridad a la sostenibilidad en diversos grados, y algunas reconocen vínculos intrínsecos entre la salud medioambiental y el bienestar de la comunidad. Las culturas que incorporan conocimientos ecológicos tradicionales suelen defender las prácticas sostenibles como medio de preservar tanto el medio ambiente como la calidad de vida de las generaciones futuras. Tales normas culturales dictan no sólo cómo se utilizan los recursos, sino también cómo se considera y apoya a las poblaciones que envejecen en el marco de la comunidad. Las políticas que promueven la sostenibilidad también pueden fomentar la solidaridad intergeneracional, ya que los miembros mayores y jóvenes de la comunidad trabajan juntos para crear entornos habitables. Esta sinergia cultural mejora el tejido social y contribuye a la salud holística de la población, reforzando la necesidad de políticas que abarquen tanto la sostenibilidad como la longevidad como objetivos interdependientes. Como se indica en, comprender los determinantes de la salud en relación con este marco proporciona claridad sobre los objetivos necesarios para alinear las políticas sanitarias con el desarrollo sostenible de la comunidad.

Año	Esperanza de Vida Media (años)	Emisiones de CO2 per Cápita (toneladas)	Países con Prácticas Sostenibles (%)
2020	78.8	16.1	30
2021	79.1	15.5	32
2022	79.6	14.7	34
2023	79.9	14.2	36

Estadísticas de sostenibilidad medioambiental y longevidad

Gestión de recursos para una población que envejece

Hacer frente a los retos que plantea el envejecimiento de la población exige un planteamiento polifacético de la gestión de recursos que aborde las necesidades inmediatas y a largo plazo. Este cambio demográfico pone de relieve la necesidad de un sistema sanitario coordinado que integre la atención preventiva, la gestión continua de las enfermedades crónicas y los servicios de apoyo adaptados a las personas mayores. Las innovaciones en el aprendizaje de refuerzo generativo profundo, como se destaca en, muestran cómo los enfoques basados en datos pueden mejorar capacidades como la predicción de la edad biológica y la medicina de precisión, permitiendo así a los proveedores de asistencia sanitaria asignar recursos de forma más eficiente. Al comprender las trayectorias de salud individuales, pueden aplicarse medidas proactivas, mejorando la calidad de vida y reduciendo potencialmente los gastos sanitarios. Este enfoque en las estrategias preventivas es primordial, ya que cambia el paradigma de la asistencia sanitaria de reactiva a proactiva, garantizando que los recursos se utilicen no sólo para tratar enfermedades, sino para mantener el bienestar general de los adultos mayores. La sostenibilidad económica, junto con la adaptación de la asistencia sanitaria, es fundamental para gestionar eficazmente el envejecimiento de la población. A medida que aumenta la esperanza de vida, las sociedades deben adaptar sus marcos económicos para apoyar una mayor esperanza de vida mediante políticas dirigidas a la jubilación, las pensiones y la participación en la población activa. Haciendo hincapié en la importancia de las estrategias integradoras de longevidad, ilustra cómo los enfoques multiómicos para comprender el envejecimiento pueden informar las decisiones económicas. Al reconocer los intrincados factores biológicos y sociales que contribuyen a la salud en la edad avanzada, los responsables políticos pueden diseñar intervenciones que promuevan la inclusión y la productividad entre los adultos mayores. Este enfoque puede mitigar las posibles cargas económicas al tiempo que fomenta un mercado laboral más sólido. Permitir que las personas mayores contribuyan a la sociedad y a la economía no sólo aborda los retos asociados a una tasa de dependencia cada vez mayor, sino que también subraya el valor de sus experiencias y habilidades. Abordar los dilemas de gestión de recursos inherentes al envejecimiento demográfico exige estrategias innovadoras que adopten la colaboración interdisciplinar. La integración de diversos campos, como la biotecnología, las ciencias sociales y la gerontología, es esencial para desarrollar soluciones eficaces a retos complejos. El diagrama presentado en subraya la importancia de abordar los cambios sistémicos, celulares y moleculares del envejecimiento como parte de un plan cohesivo de gestión de recursos. Comprender estas capas contribuye a estrategias sanitarias holísticas que mejoran la accesibilidad a los servicios esenciales al tiempo que promueven los vínculos intergeneracionales. Al fomentar marcos de colaboración que impliquen la participación de la comunidad, los gobiernos y los proveedores de asistencia sanitaria, las sociedades pueden fomentar entornos que apoyen eficazmente a las poblaciones que envejecen. Esta perspectiva holística es vital, ya que prepara a las comunidades para prosperar en medio de las tendencias demográficas, garantizando que todas las personas tengan los recursos que necesitan para llevar una vida plena a medida que envejecen.

Impacto de la longevidad en el cambio climático

A medida que la sociedad avanza hacia una mayor esperanza de vida, es imperativo considerar las implicaciones ecológicas de una población creciente, sobre todo en relación con la sostenibilidad. La prolongación de la longevidad humana puede provocar un aumento del consumo de recursos, una intensificación de la generación de residuos y una mayor presión sobre los ecosistemas de nuestro planeta. La posible afluencia de individuos mayores a un marco socioeconómico ya tenso plantea cuestiones sobre la sostenibilidad medioambiental. Como se destaca en, los enfoques dietéticos centrados en un envejecimiento saludable no sólo mejoran el bienestar individual, sino que también minimizan la huella ecológica. La transición a patrones alimentarios sostenibles puede mitigar algunos impactos medioambientales adversos asociados al aumento de la longevidad, promoviendo un enfoque interconectado que valore tanto la salud como la administración ecológica. La planificación de una vida más larga requiere un doble enfoque: la salud humana y la conservación de los recursos naturales, fomentando soluciones innovadoras que concilien ambas esferas para una vida sostenible en el futuro. El envejecimiento de la población exige una reevaluación de la planificación urbana y la asignación de recursos, sobre todo porque los ciudadanos mayores suelen necesitar más servicios sanitarios. Este cambio demográfico puede exacerbar los retos medioambientales existentes, como la expansión urbana y las emisiones de carbono del transporte asociadas al acceso a la asistencia sanitaria. La interrelación entre las necesidades sanitarias relacionadas con la edad y la sostenibilidad medioambiental es compleja, ya que el aumento de las enfermedades crónicas suele requerir una mayor infraestructura sanitaria, que a su vez contribuye a las emisiones de gases de efecto invernadero. Las herramientas y modelos ilustrados en destacan cómo pueden integrarse las prácticas ecológicas en los sistemas sanitarios, fomentando la sostenibilidad al tiempo que se atienden las necesidades de una población que envejece. Fomentar entornos favorables a la tercera edad, junto con tecnologías innovadoras relacionadas con el envejecimiento, puede aliviar la presión sobre los recursos, alineando las prácticas sanitarias con los objetivos de desarrollo sostenible. Este enfoque holístico no sólo favorecerá un envejecimiento saludable, sino que también reducirá la huella medioambiental asociada a la prestación de servicios sanitarios. La influencia de la longevidad en el cambio climático se extiende a la dinámica social y a las relaciones intergeneracionales, ya que una mayor esperanza de vida conlleva la posibilidad de que coexistan múltiples generaciones durante periodos prolongados. Este cambio demográfico podría poner en tela de juicio las estructuras familiares y los papeles sociales tradicionales, haciendo necesarias adaptaciones que permitan compartir los recursos y la acción climática entre grupos de edad. Los adultos mayores poseen a menudo valiosos conocimientos y experiencia que pueden informar las prácticas sostenibles, como se retrata en los marcos presentados en. Involucrar a las generaciones más jóvenes en diálogos con sus mayores puede fomentar un sentido colectivo de responsabilidad por el planeta. Además, será vital remodelar las iniciativas educativas para abordar el cambio climático, garantizando que todos los grupos de edad comprendan las implicaciones de sus estilos de vida en la salud planetaria. Adoptando una perspectiva integradora de la longevidad que incorpore consideraciones medioambientales, la sociedad puede trabajar simultáneamente por la longevidad y la preservación ecológica.

Año	Población Mundial (millones)	Esperanza de Vida Media	Emisiones de CO2 per Cápita	Población Anciana (%)
2020	7,800	72.6 Años	4.8 toneladas métricas	9.4
2025	8,100	73.7 Años	4.9 toneladas métricas	10.3
2030	8,500	74.6 Años	5.1 Toneladas métricas	11.2
2035	8,800	75.4 Años	5.3 Toneladas métricas	12.1
2040	9,200	76.2 Años	5.5 toneladas métricas	13.0

Impacto de la longevidad en los indicadores del cambio climático

Prácticas sostenibles para una larga vida

En una era marcada por el rápido avance tecnológico, es primordial comprender el papel de la sostenibilidad en el fomento de la longevidad. Las prácticas sostenibles no sólo garantizan un planeta más sano, sino que también fomentan entornos propicios para una larga vida. La adopción de una dieta basada en plantas se ha relacionado con la reducción del riesgo de enfermedades crónicas, como las cardiopatías y la diabetes, que son frecuentes en las poblaciones que envejecen. Un ecosistema próspero apoya la diversidad alimentaria, esencial para la nutrición y la salud, manteniendo la fertilidad del suelo y preservando la biodiversidad. Una imagen que ilustre las relaciones entre diversos enfoques dietéticos, como la dieta mediterránea y la restricción calórica, puede subrayar su impacto en el envejecimiento saludable. Al representar visualmente cómo influyen estas dietas en factores como la pérdida de peso y la inflamación, encapsula la profunda interrelación entre los hábitos alimentarios sostenibles y el aumento de la longevidad. Así, seguir prácticas dietéticas sostenibles puede allanar el camino hacia vidas más largas y sanas, reforzando la noción de que nuestras elecciones influyen significativamente en nuestras trayectorias de salud. Además de los ajustes dietéticos, la integración de la tecnología en el fomento de prácticas sostenibles desempeña un papel fundamental en la mejora de la longevidad. Los avances en fuentes de energía renovables y espacios verdes para vivir pueden crear entornos que fomenten la actividad física y el bienestar mental, componentes esenciales de una larga vida. Los diseños comunitarios que priorizan la transitabilidad y el acceso a espacios verdes fomentan las actividades al aire libre, reduciendo el sedentarismo. Integrar tecnologías inteligentes, como monitores de la calidad del aire o herramientas que promuevan prácticas agrícolas sostenibles, puede mejorar la salud de la comunidad. La relevancia de estas técnicas se ejemplifica en, donde se visualiza la interconexión de los distintos determinantes de la salud. El diagrama subraya cómo varios niveles del ámbito de la salud -desde el comportamiento individual hasta la salud comunitaria- se interconectan para abordar las cuestiones generales del envejecimiento y la sostenibilidad. Aplicando soluciones basadas en la tecnología dentro de las comunidades, reforzamos la salud pública y contribuimos a la longevidad general de las poblaciones. Abordar las implicaciones medioambientales de la prolongación de la esperanza de vida también requiere marcos políticos públicos sostenibles. Los gobiernos deben invertir en infraestructuras que apoyen la salud a largo plazo, centrándose en la gestión sostenible de los recursos, la reducción de los residuos y el control de la contaminación. Las políticas que fomentan la agricultura urbana, las energías renovables y las opciones de transporte ecológico no sólo mejoran la salud pública, sino que también reducen la huella ecológica del envejecimiento de la población. Las campañas de concienciación pública que educan a los ciudadanos sobre prácticas sostenibles pueden transformar las actitudes de la comunidad hacia la salud y la longevidad. La representación visual en ilustra la interacción entre los determinantes de la salud individuales y sociales, demostrando la importancia de las políticas globales que integran estas dimensiones. Fomentando una cultura que valore la sostenibilidad, las sociedades pueden garantizar que, a medida que aumente la esperanza de vida, la calidad de vida y la salud medioambiental mejoren a la par, creando un futuro viable para las generaciones venideras.

XV. CALIDAD DE VIDA EN LA VEJEZ

La búsqueda de una vida prolongada plantea consideraciones críticas sobre la calidad de vida de las personas mayores. Los avances en asistencia sanitaria y tecnología prometen no sólo una mayor longevidad, sino también la mejora del bienestar en la vejez. Esta perspectiva desplaza el centro de atención de la mera supervivencia a la prosperidad en los últimos años, haciendo hincapié en factores como la salud mental, las conexiones sociales y el acceso a la asistencia sanitaria. Las innovaciones en campos como la biotecnología y las herramientas sanitarias digitales están allanando el camino para que las personas gestionen las enfermedades crónicas con mayor eficacia y mantengan un estilo de vida saludable. Las plataformas que integran la vigilancia de la salud con el apoyo a la salud mental pueden capacitar a los adultos mayores para tomar decisiones informadas y llevar una vida satisfactoria, lo que afecta directamente a su calidad de vida. La intersección de estas tecnologías y la investigación médica en curso cataliza un entorno en el que se anima a los ancianos a participar activamente en la gestión de su salud, mejorando así su experiencia general en las últimas etapas de la vida. Una comprensión global de la calidad de vida en la vejez exige reconocer el papel vital del compromiso social. A medida que las personas envejecen, el mantenimiento de los vínculos sociales puede influir significativamente en el bienestar emocional y la salud cognitiva. La investigación ha demostrado que la soledad y el aislamiento social son frecuentes entre los adultos mayores, lo que conduce a resultados perjudiciales para la salud. Los sistemas de apoyo comunitario, incluidos los programas e iniciativas locales que fomentan la camaradería entre los mayores, pueden mitigar estos efectos y promover un estilo de vida activo. El potencial de las actividades de colaboración, como el ejercicio en grupo o las experiencias de aprendizaje compartido, pone de manifiesto la importancia de la comunidad para garantizar que las personas mayores no se limiten a sobrevivir, sino que prosperen. Además, las relaciones intergeneracionales pueden ser cruciales, ya que no sólo proporcionan apoyo emocional, sino que también facilitan el intercambio de conocimientos, contribuyendo a una calidad de vida más rica. Dando prioridad al compromiso social mediante iniciativas específicas, la sociedad puede prepararse mejor para la realidad de una vida más larga. Mejorar la calidad de vida en la vejez también implica enfrentarse a dilemas éticos y responsabilidades sociales. Al contemplar las implicaciones de vivir potencialmente más de 150 años, se hace imperativo considerar cómo se asignarán los recursos para apoyar a una población que envejece. Esto abarca el acceso a la asistencia sanitaria, la estabilidad financiera y la provisión de entornos adaptados a las personas mayores. Los responsables políticos y las comunidades deben trabajar en colaboración para crear sistemas sostenibles que abarquen tanto la innovación tecnológica como las facetas sociales para atender a las personas mayores. El equilibrio entre la mejora de la salud individual mediante la tecnología y la garantía de que las estructuras sociales apoyen a los adultos mayores es fundamental. En este contexto, el papel de la educación resulta esencial, ya que la concienciación y la preparación para el envejecimiento deben impregnar todos los niveles de la sociedad. Al abordar estas consideraciones éticas y los retos sociales, podemos aspirar no sólo a prolongar la vida, sino a mejorar la experiencia de vivir mediante un compromiso de calidad y recursos compartidos.

Año	País	Esperanza de Vida	Índice de Calidad de Vida	Población de 65 Años o Más
2020	Estados Unidos	78.93	69.8	16.5
2020	Japón	84.64	83.6	28.7
2020	Alemania	81.21	70.4	21.9
2020	Italia	83.21	76.5	23
2020	Suecia	82.52	77.9	20.3
2020	Canadá	82.05	76	18.5
2020	Australia	82.9	79.4	16
2020	Francia	82.52	77.3	20.8
2020	Reino Unido	81.2	77	18.5
2020	Singapur	84.07	82.4	15.2

Calidad de vida en la vejez

Definir la calidad de vida

La calidad de vida abarca un conjunto polifacético de dimensiones que van más allá de la mera supervivencia o salud física. Implica no sólo la ausencia de enfermedad, sino también la presencia de un bienestar holístico que integre la salud física, emocional, psicológica y social. Al evaluar la calidad de vida, hay que tener en cuenta factores como la estabilidad de la salud mental, la satisfacción vital, el acceso a la asistencia sanitaria, las conexiones sociales y la capacidad de participar en actividades placenteras. A medida que contemplamos la posibilidad de ampliar considerablemente la duración de la vida humana, centrarse únicamente en la longevidad sin tener en cuenta estos aspectos de la calidad crea una paradoja. Las posibilidades de vivir más tiempo pueden quedar vacías si las personas padecen dolor crónico, aislamiento o falta de objetivos. Esta interconexión entre longevidad y calidad de vida subraya la necesidad de estrategias integrales que abarquen no sólo la prolongación de la vida, sino también la mejora de la calidad de la vida vivida durante esos años. Cada vez más, los investigadores recurren a los avances tecnológicos para facilitar la mejora de la calidad de vida de las personas a medida que envejecen. Las innovaciones en biotecnología y medicina regenerativa son vías prometedoras que pueden ayudar a aliviar las dolencias relacionadas con la edad y mejorar el bienestar general. Como se destaca en, la comprensión de los procesos biológicos del envejecimiento, como la inestabilidad genómica y la alteración de las comunicaciones intercelulares, proporciona valiosos conocimientos sobre posibles intervenciones que pueden modificar significativamente la trayectoria del envejecimiento. Herramientas como el aprendizaje de refuerzo generativo profundo podrían desempeñar un papel en la medicina personalizada, permitiendo tratamientos específicos que aborden las necesidades únicas de diversos perfiles individuales. Tales avances crean una oportunidad no sólo de prolongar la vida, sino de enriquecerla, proporcionando a los individuos la capacidad de mantener la independencia, permanecer socialmente activos y participar en actividades satisfactorias que contribuyan a su sentido de propósito y pertenencia. Las implicaciones sociales y culturales de la prolongación de la vida plantean cuestiones difíciles sobre la definición de la calidad de vida. No todos los individuos o sociedades perciben el envejecimiento o la longevidad de la misma manera. Como se ha visto en, los determinantes de la salud están profundamente arraigados en las estructuras sociales, y la calidad de vida puede variar considerablemente entre las distintas poblaciones. Las actitudes culturales hacia el envejecimiento, los sistemas de apoyo dentro de las familias y el compromiso con la comunidad conforman la forma en que las personas experimentan sus últimos años. Por tanto, la búsqueda de una vida más larga debe ir acompañada de un diálogo inclusivo sobre los valores y recursos de la sociedad. Establecer marcos que den prioridad tanto a la salud física como al bienestar emocional fomenta un entorno en el que las personas pueden prosperar, independientemente de su edad. Esta visión holística no sólo enriquece los debates en torno a la longevidad, sino que también se alinea con el imperativo ético de garantizar que los años prolongados sean significativos y valiosos tanto para los individuos como para la sociedad.

Duración de la salud vs. Duración de la vida
La distinción entre duración de la salud y duración de la vida representa una consideración crucial en los debates sobre la longevidad y la calidad de vida en una población cada vez más envejecida. Mientras que la esperanza de vida se refiere al número total de años que vive una persona, la duración de la salud se define como la duración de la vida en buen estado de salud, sin enfermedades crónicas ni deterioro funcional. Esta diferenciación es esencial, dados los avances científicos que prometen prolongar la vida humana. Los defensores de la investigación sobre la longevidad abogan por aumentar la duración de la salud para garantizar que las personas no sólo vivan más, sino que también mantengan la vitalidad física y mental hasta bien entrada la vejez. Al dar prioridad a la duración de la salud, podemos cambiar el enfoque de la política de salud pública y pasar de la mera prolongación de la vida a la mejora de la calidad de esos años adicionales, fomentando una sociedad en la que las personas mayores contribuyan de forma significativa sin la carga de problemas de salud debilitantes. Mientras exploramos las implicaciones de vivir hasta los 150 años, será primordial

garantizar que la duración de la salud siga siendo un punto central. Al examinar el panorama actual de la salud y el envejecimiento, las perspectivas de una investigación pionera iluminan la naturaleza polifacética de la duración de la salud. Enfoques integradores como los que se destacan en las representaciones esquemáticas en y subrayan la interacción entre factores genéticos, medioambientales y de estilo de vida en la determinación tanto de la esperanza de vida como de la duración de la salud. El enfoque en la biología de sistemas revela que el envejecimiento no es meramente un punto final biológico, sino una intrincada red de interacciones influidas por diversos determinantes. Aprovechando los conocimientos de campos como la biomedicina y la gerontología, los investigadores están descubriendo formas de mejorar la salud a nivel molecular y celular, como ilustran los estudios sobre las intervenciones dietéticas y sus efectos positivos en los resultados de salud. Las imágenes destacan colectivamente que, aunque alargar la vida puede parecer un objetivo seductor, el verdadero reto consiste en garantizar que las personas puedan prosperar sanamente a medida que envejecen, lo que hace que la duración de la salud sea un tema más acuciante en los debates sobre la longevidad. Abordar las implicaciones sociales de la prolongación de la longevidad es igualmente importante para comprender el equilibrio entre la duración de la vida y la duración de la salud. Como se muestra en y, existen profundas implicaciones para los sistemas sanitarios, las estructuras económicas y las relaciones sociales cuando se considera cómo definimos la calidad de vida en la vejez. Con un número cada vez mayor de personas que viven más tiempo, aumentará la demanda de servicios médicos, cuidados de apoyo y recursos comunitarios adaptados a las necesidades de estas poblaciones. La perspectiva de una vida prolongada plantea cuestiones críticas sobre las prácticas sanitarias sostenibles y la equidad social. Invita a reevaluar las normas sociales actuales en torno al trabajo, la jubilación y los cuidados, exigiendo soluciones innovadoras que tengan en cuenta las experiencias únicas de una población que envejece. Explorar estas dinámicas será esencial para desarrollar estrategias que promuevan un enfoque equilibrado de la longevidad, que dé prioridad a una existencia significativa y saludable, en lugar de limitarse a prolongar la vida cronológica.

Grupo de edad	Vida media	Duración de la Salud Media
0-20	78.5	78.5
21-40	78.5	76
41-60	78.5	70
61-80	78.5	65
81+	78.5	60

Datos sobre la duración de la salud frente a la duración de la vida

Aumentar la satisfacción vital

Alcanzar una sensación de plenitud es esencial para mejorar la satisfacción vital, especialmente en el contexto de una mayor esperanza de vida. A medida que las personas viven más, la búsqueda de experiencias significativas se convierte en un objetivo fundamental. Participar en actividades que promuevan el crecimiento personal, como la educación continuada o el desarrollo de habilidades, contribuye significativamente al sentido de propósito de una persona. Los estudios han demostrado que el aprendizaje permanente no sólo estimula la función cognitiva, sino que también fomenta las conexiones sociales, que son componentes clave del bienestar emocional. La participación en servicios comunitarios y voluntariado no sólo ayuda al desarrollo personal, sino que mejora la conectividad con los demás. Estos compromisos infunden un sentimiento de contribución y un sentido más amplio de la vida, cruciales para navegar por las complejidades psicológicas asociadas a vivir muchos años. A medida que exploramos las implicaciones de la longevidad, comprender el papel vital de los marcadores de realización personal, como la educación y la participación en la comunidad, puede ayudar a enmarcar los sistemas de apoyo que fomentan la satisfacción vital en los adultos mayores. A medida que las mejoras en la asistencia sanitaria y la tecnología siguen transformando nuestros estilos de vida, examinar cómo afectan estos avances a las relaciones interpersonales es necesario para comprender la satisfacción vital general. Reforzar las conexiones con la familia y los amigos se convierte en un aspecto cada vez más crítico a medida que las personas navegan por los años más longevos. Las investigaciones destacan que las redes sociales fuertes contribuyen positivamente a la salud mental y emocional, mitigando significativamente los sentimientos de aislamiento o soledad que pueden surgir en la edad madura. La capacidad de fomentar estas conexiones se ve reforzada por los avances en las tecnologías de la comunicación, que permiten una mayor interacción, incluso a través de distancias físicas. Las plataformas de videoconferencia facilitan las reuniones familiares y las amistades que, de otro modo, podrían disminuir debido a la separación geográfica. Estas innovaciones tecnológicas sirven como sistema de apoyo esencial para las personas, garantizando que sus vínculos sociales permanezcan intactos, mejorando así su calidad de vida general a medida que envejecen.

Integrar estas estrategias comunicativas no sólo enriquece la satisfacción vital, sino que redefine cómo nos relacionamos con nuestros seres queridos en una vida cada vez más prolongada. Considerar las implicaciones de las actitudes culturales hacia el envejecimiento y la satisfacción vital revela variaciones significativas entre las sociedades. Las culturas que celebran activamente a los ancianos tienden a fomentar entornos en los que las personas mayores se sienten valoradas y conectadas, mejorando así su satisfacción vital general. En muchas culturas asiáticas, el respeto y la reverencia concedidos a las generaciones mayores crean un profundo sentimiento de pertenencia y propósito. Por el contrario, las culturas que marginan a los ancianos pueden engendrar sentimientos de alienación e insatisfacción, que pueden conducir a resultados adversos para la salud mental. Integrar las percepciones de estas perspectivas culturales puede servir de base a las políticas y prácticas destinadas a mejorar la satisfacción vital de las poblaciones que envejecen. Comprender estos matices culturales puede ayudar a diseñar enfoques interdisciplinarios que combinen la asistencia sanitaria, los recursos comunitarios y el apoyo psicológico, promoviendo en última instancia el bienestar durante una vida prolongada. Integrar en el discurso de la longevidad la importancia de respetar y valorar la edad puede remodelar significativamente las actitudes y prácticas sociales, fomentando un entorno propicio para mejorar la satisfacción vital en los años venideros.

XVI. EL PAPEL DE LA TECNOLOGÍA EN LA ATENCIÓN A LAS PERSONAS MAYORES

Las innovaciones tecnológicas están reconfigurando el panorama de la atención a las personas mayores, haciendo posible una mejora significativa de su calidad de vida. Desde los servicios de telesalud hasta los monitores de salud portátiles, estos avances proporcionan una ayuda inestimable para gestionar las enfermedades crónicas y garantizar evaluaciones periódicas de la salud. Los dispositivos de monitorización a distancia, por ejemplo, permiten a los cuidadores hacer un seguimiento de las constantes vitales en tiempo real, lo que facilita las intervenciones oportunas cuando se detecta un deterioro de la salud. Estas medidas proactivas son fundamentales, ya que permiten un enfoque más personalizado de la asistencia, en el que los planes de tratamiento pueden ajustarse en función de datos inmediatos, en lugar de depender únicamente de citas programadas. Este cambio hacia una atención a las personas mayores basada en los datos ejemplifica la tendencia más amplia de integrar la tecnología para promover no sólo la longevidad, sino también el bienestar general de las poblaciones ancianas. No pueden pasarse por alto las implicaciones culturales de la tecnología en el cuidado de ancianos. A medida que surgen plataformas impulsadas por la inteligencia artificial, crean oportunidades para aumentar la participación social, combatiendo el aislamiento al que a menudo se enfrentan los mayores. Las experiencias de realidad virtual permiten a las personas mayores participar en actividades inmersivas, desde explorar lugares lejanos hasta participar en actividades sociales de grupo con compañeros. Estas innovaciones reflejan la creciente comprensión de que la salud mental y emocional es tan importante como la salud física para promover la calidad de vida. Como señaló un experto, con la ayuda de la inteligencia artificial, analizamos los datos multivariantes de la espectrometría de masas y los datos multivariantes de la vitalómica para encontrar la correlación entre estos datos complejos. Esto pone de relieve el potencial de la tecnología no sólo para atender las necesidades físicas de los ancianos, sino también para mejorar su salud mental y emocional mediante estrategias de compromiso innovadoras. La integración de la tecnología en el cuidado de ancianos también plantea consideraciones éticas que merecen un examen cuidadoso. A medida que las familias confían cada vez más en las soluciones tecnológicas, surge el riesgo de que se reduzca la interacción personal, lo que podría erosionar las funciones tradicionales de los cuidadores. Las cuestiones relacionadas con la privacidad y la seguridad de los datos son primordiales, ya que la información sanitaria sensible se digitaliza y se comparte a través de plataformas. A medida que nos enfrentamos a estos retos, es esencial encontrar un equilibrio entre el aprovechamiento de los avances tecnológicos y la preservación de las conexiones personales que son cruciales para el apoyo emocional. El establecimiento de iniciativas de investigación especializadas, como el Laboratorio Nacional Clave del Síndrome de la Medicina China, pretende explorar estas dinámicas de forma más exhaustiva. De este modo, podemos aprovechar la tecnología en el cuidado de los ancianos y, al mismo tiempo, fomentar un entorno en el que las conexiones humanas sigan estando en primer plano, lo que, en última instancia, beneficiará a la población que envejece a medida que se acerca a una vida más larga y saludable.

Telemedicina y televigilancia

Los recientes avances tecnológicos han forjado un camino hacia soluciones sanitarias más accesibles, con la telesalud y la monitorización a distancia emergiendo como herramientas vitales en este panorama transformador. A medida que la población envejece y las enfermedades crónicas son cada vez más frecuentes, los métodos tradicionales de prestación de asistencia sanitaria se enfrentan a retos importantes, como la accesibilidad y la rentabilidad. Al aprovechar la telesalud, los pacientes pueden consultar a sus profesionales sanitarios desde la comodidad de su hogar, lo que aumenta la comodidad y el cumplimiento de los planes de tratamiento. Los sistemas de monitorización a distancia utilizan dispositivos portátiles y aplicaciones móviles para realizar un seguimiento continuo de las métricas de salud de los pacientes, lo que permite una gestión proactiva de diversas enfermedades. Este cambio no sólo capacita a los pacientes, sino que también optimiza los recursos sanitarios, demostrando el potencial de estas tecnologías para mejorar la eficacia general de la prestación de asistencia sanitaria. Como se ha señalado, la Telesalud tiene el potencial de revolucionar la forma en que prestamos asistencia sanitaria, especialmente a los adultos mayores y a quienes padecen enfermedades crónicas, lo que subraya las importantes implicaciones para la longevidad de la asistencia sanitaria. La integración de las tecnologías de monitorización a distancia es prometedora para mejorar los resultados de los pacientes y remodelar los paradigmas asistenciales. Al permitir a los profesionales sanitarios recopilar datos en tiempo real, la monitorización a distancia facilita las intervenciones oportunas y reduce la necesidad de visitas al hospital, contribuyendo en última instancia a una mejor gestión de las enfermedades crónicas. La capacidad de analizar datos de diversas fuentes permite estrategias de tratamiento personalizadas, adaptadas a las circunstancias únicas de cada paciente. Además, este enfoque proporciona valiosas perspectivas sobre las tendencias de salud de la población, contribuyendo a una comprensión más completa de la gestión y prevención de las enfermedades. A medida que los investigadores sigan explorando la intersección de la tecnología y la asistencia sanitaria, los hallazgos serán cruciales para informar las políticas y normas relacionadas con la telesalud. Aprovechando estas capacidades, el sistema sanitario puede avanzar hacia un modelo más receptivo y centrado en el paciente, avanzando en la búsqueda de la longevidad y la calidad de vida a lo largo del proceso de envejecimiento. El impacto de la telesalud y la monitorización a distancia va más allá de los resultados sanitarios individuales, influyendo en la dinámica más amplia de los sistemas sanitarios y la sociedad. A medida que proliferan estas tecnologías, desafían las construcciones sanitarias tradicionales, haciendo necesarios nuevos marcos de prestación de asistencia que prioricen la accesibilidad y la eficiencia. En el contexto de una población que envejece rápidamente, garantizar un acceso equitativo a los servicios de telesalud resulta primordial. Abordar las disparidades en el acceso a la tecnología y la alfabetización digital será esencial para aprovechar plenamente los beneficios de estas innovaciones. A medida que la monitorización a distancia se convierte en algo habitual, tiene el potencial de fomentar un sentido de responsabilidad compartida entre pacientes y proveedores, lo que conduce a consumidores sanitarios más comprometidos e informados. Con la creciente dependencia de la telesalud, el paradigma de la interacción pacienteproveedor está evolucionando, allanando el camino para un futuro en el que la longevidad no sólo sea alcanzable, sino sostenible. Sin embargo, la pregunta sigue siendo: ¿estamos preparados para los cambios sociales que estas tecnologías requerirán en nuestro enfoque de la salud y la longevidad?

Robótica en la vida asistida

La integración de la robótica en los entornos de vida asistida representa un cambio transformador en la forma de enfocar el cuidado de ancianos y discapacitados. Mediante el despliegue de sistemas robóticos avanzados, podemos mejorar la calidad de vida de las personas con problemas de movilidad o discapacidades cognitivas. Estos robots, diseñados con interfaces fáciles de usar e interacciones empáticas, proporcionan compañía a la vez que realizan tareas esenciales como recordatorios de medicación, ayuda a la movilidad y alertas de emergencia. Estas funcionalidades no sólo favorecen la salud y la seguridad de los residentes, sino que también alivian la carga de los cuidadores, permitiéndoles centrarse en necesidades emocionales y sociales más complejas. El despliegue óptimo de la robótica en estos entornos pone de relieve el potencial de la tecnología para fomentar una mayor independencia entre las poblaciones vulnerables, en consonancia con los objetivos más amplios de longevidad y bienestar que explora este ensayo. Fundamentalmente, el éxito de la robótica en la vida asistida depende de su capacidad para integrarse perfectamente en los marcos asistenciales existentes. La formación tanto del personal como de los residentes sobre cómo interactuar con estos sistemas es esencial para maximizar sus beneficios. La robótica no debe sustituir a los cuidados humanos, sino aumentarlos, proporcionando un modelo híbrido en el que coexistan la tecnología y la compasión humana. Este enfoque puede adaptarse continuamente mediante circuitos de retroalimentación, en los que los datos recogidos tanto de los usuarios como de los cuidadores informan de las mejoras en la funcionalidad del robot. Imágenes como y describen eficazmente esta integración polifacética al visualizar la interconexión de la tecnología, la retroalimentación biológica y los resultados sanitarios, destacando así la naturaleza sistémica de la asistencia que la robótica puede mejorar. Estos avances sugieren un futuro prometedor mientras nos preparamos para una sociedad en la que la longevidad sea una realidad destacada. Al abordar las implicaciones éticas de la robótica en la vida asistida, debemos considerar cuestiones de autonomía, privacidad y dignidad humana. El uso de sistemas inteligentes plantea cuestiones sobre la posibilidad de depender excesivamente de la tecnología, lo que podría disminuir la interacción y las relaciones humanas, un principio básico de la asistencia. Garantizar que la robótica se diseñe teniendo en cuenta consideraciones éticas puede mitigar estos riesgos y mejorar la aceptación por parte de los usuarios. Los debates en curso sobre el equilibrio entre la intervención tecnológica y la agencia humana son fundamentales. Incorporando imágenes como ésta, que se centran en las repercusiones sobre la salud y los retos relacionados con el envejecimiento, podemos fundamentar nuestro análisis en datos visuales que ilustren el matiz necesario para las consideraciones éticas. A medida que avanzamos hacia un futuro de vidas más largas, se hace imperativo que nuestros enfoques de la vida asistida reflejen no sólo las capacidades de la tecnología, sino también las necesidades humanas fundamentales a las que sirve.

Año	Número de Robots Utilizados	Porcentaje de Residencias de Ancianos que Utilizan la Robótica	Coste Medio por Robot ($)
2020	15,000	25	30,000
2021	22,000	35	28,000
2022	35,000	45	27,000
2023	50,000	55	26,000

Estadísticas sobre la robótica en la vida asistida

Casas inteligentes para mayores

Los avances en la tecnología doméstica inteligente son muy prometedores para mejorar la calidad de vida de las personas mayores, sobre todo a medida que la longevidad se hace cada vez más factible. Mediante la implantación de sistemas integrados, las personas mayores pueden beneficiarse de funciones diseñadas para favorecer una vida independiente, al tiempo que atienden necesidades sanitarias únicas. Los sensores inteligentes pueden controlar las actividades diarias, detectar caídas e incluso alertar a los cuidadores o a los servicios de emergencia cuando sea necesario. Este enfoque proactivo no sólo ofrece tranquilidad, sino que también permite a las personas mayores mantener su autonomía. La automatización de las tareas cotidianas -como ajustar la iluminación, controlar la temperatura y manejar los electrodomésticos- reduce aún más el esfuerzo físico asociado a menudo con el envejecimiento. Las casas inteligentes pueden crear un entorno en el que los mayores se sientan más seguros y con más autonomía, fomentando así un sentimiento de pertenencia y bienestar a medida que navegan por las últimas etapas de la vida. Integrar estas tecnologías es esencial para garantizar que las poblaciones que envejecen puedan prosperar en un mundo cada vez más digital. La intersección de la tecnología doméstica inteligente y el envejecimiento de la población también plantea cuestiones importantes sobre la accesibilidad y la inclusión. Como las personas mayores pueden tener distintos niveles de conocimientos tecnológicos, el diseño de interfaces fáciles de usar sigue siendo crucial para una adopción generalizada. Las personas mayores a menudo se enfrentan a retos como el deterioro cognitivo y la disminución de la destreza, que pueden dificultar su capacidad para interactuar con sistemas complejos. Abordar estas barreras no sólo requiere diseños intuitivos, sino también programas integrales de educación y formación adaptados a las personas mayores. Fomentar el apoyo familiar en este proceso puede facilitar aún más el éxito de la integración. Los familiares pueden desempeñar un papel a la hora de guiar a sus seres queridos en la adopción de nuevas tecnologías, asegurándose de que comprenden sus capacidades y funcionalidades. Sin un fuerte énfasis en la accesibilidad, los beneficios potenciales de los hogares inteligentes podrían verse socavados, limitando el impacto positivo de los avances tecnológicos en la independencia de los mayores y en su calidad de vida en general. Además de abordar las preocupaciones prácticas, la adopción de hogares inteligentes para mayores introduce importantes consideraciones relativas a la privacidad y la seguridad de los datos. A medida que los hogares se llenan de dispositivos inteligentes capaces de recoger y transmitir información sensible, los mayores pueden ser vulnerables a violaciones de la intimidad. Es esencial aplicar medidas estrictas de protección de datos para garantizar que la información sanitaria personal siga siendo confidencial y segura. La transparencia en el modo en que se recogen, utilizan y comparten los datos es crucial para generar confianza entre los mayores y los proveedores de tecnología. En una era en la que los datos personales están cada vez más mercantilizados, hay que tener cuidado de dar prioridad a las normas éticas en el desarrollo de tecnologías inteligentes para las poblaciones que envejecen. Establecer políticas que den prioridad al consentimiento del usuario y a la seguridad de los datos garantizará que, mientras seguimos explorando nuevas posibilidades para la longevidad, el bienestar de la población anciana siga estando a la vanguardia de la innovación tecnológica. Si tenemos en cuenta estas consideraciones, podremos allanar el camino hacia un futuro en el que los hogares inteligentes mejoren tanto la longevidad como la calidad de vida de las personas mayores.

Año	Número de Dispositivos Domésticos Inteligentes Utilizados por los Mayores	Porcentaje de Mayores que Utilizan Hogares Inteligentes	Mejora de los Dispositivos de Seguridad
2021	2,500,000	20	Aumento del 30
2022	3,000,000	25	Aumento del 40
2023	4,000,000	30	Aumento del 50
2024	5,000,000	35	Aumento del 60

Estadísticas de las casas inteligentes para mayores

XVII. EL FUTURO DEL TRABAJO EN UNA SOCIEDAD QUE ENVEJECE

A medida que la sociedad avanza en medio de una longevidad cada vez mayor, el panorama de la mano de obra está cambiando profundamente. Con una esperanza de vida que se extiende mucho más allá de la edad tradicional de jubilación, las organizaciones deben adaptarse para dar cabida a una demografía floreciente de trabajadores mayores. Estos individuos vienen equipados con una experiencia, una sabiduría y una resistencia inestimables que pueden mejorar la productividad y la tutoría en el lugar de trabajo. A medida que envejece la mano de obra, es necesario que evolucionen las funciones y expectativas laborales. Los entornos de trabajo deben fomentar la flexibilidad, la accesibilidad y la inclusión para aprovechar todo el potencial de los empleados de más edad, al tiempo que se abordan retos como el posible deterioro de la salud física y la necesidad de adquirir habilidades de forma continuada. Las empresas que aplican eficazmente políticas y programas de formación que tienen en cuenta la edad no sólo mejoran la satisfacción de los empleados, sino que también impulsan la innovación aprovechando las diversas perspectivas que se derivan de una plantilla multigeneracional. Así pues, atender las necesidades de los trabajadores mayores no es una mera obligación ética, sino un imperativo empresarial estratégico. Al mismo tiempo, los avances tecnológicos están influyendo significativamente en el futuro del trabajo en una sociedad que envejece. La integración en curso de la inteligencia artificial, la automatización y las herramientas de teletrabajo ofrecen interesantes oportunidades para que las personas mayores sigan comprometidas y sean productivas. Como se destaca en imágenes como ésta, que muestran cómo la tecnología colma lagunas en el análisis de la salud y la biomedicina, pueden verse aplicaciones similares en entornos laborales donde la tecnología ayuda en el desempeño del trabajo. Las plataformas de trabajo a distancia permiten a los mayores aportar su experiencia sin las limitaciones geográficas. Las tecnologías que facilitan el aprendizaje permanente, como la educación en línea y la formación en realidad virtual, permiten a este grupo demográfico adaptarse continuamente a nuevas funciones e industrias. A medida que estos recursos tecnológicos se vuelven más refinados y accesibles, desempeñan un papel crucial en la remodelación de la dinámica laboral, garantizando que los talentos de las generaciones mayores se conserven y se integren en la fuerza de trabajo en evolución. Las nuevas investigaciones destacan la importancia de los enfoques holísticos para crear un entorno laboral sostenible en una sociedad que envejece. Las iniciativas centradas en el bienestar, como los programas integrales de salud y las culturas de apoyo en el lugar de trabajo, son esenciales para mantener una mano de obra de edad avanzada productiva. La imagen, que ilustra los mecanismos interconectados del envejecimiento biológico y los determinantes de la salud, sirve para recordar que la salud de los empleados influye directamente en el rendimiento de la organización. Invirtiendo en el bienestar en el lugar de trabajo y creando estructuras de apoyo que fomenten la salud física y mental, las empresas pueden reducir el absentismo y mejorar el compromiso de los empleados mayores. Fomentar un entorno inclusivo que valore la contribución a lo largo de toda la vida puede inspirar una colaboración generacional, salvando las distancias entre los empleados más jóvenes y los de más edad. Estas medidas estratégicas no sólo enriquecen la cultura organizativa, sino que también allanan el camino hacia una plantilla sostenible que se nutra de las fuerzas combinadas de individuos de todas las etapas de la vida.

Año	Porcentaje de Población Mayor de 65 años	Tasa de Actividad	Edad Media de los Trabajadores
2025	19.3	20.6	42
2030	21.6	22.4	43
2035	23.5	24.1	44
2040	25.9	25.8	45
2045	27.6	27.3	46

El futuro del trabajo en una sociedad que envejece

Aprendizaje permanente y empleo

A medida que la sociedad evoluciona hacia un futuro en el que la duración de la vida puede prolongarse considerablemente, el panorama tradicional del empleo debe adaptarse a la par. La adopción de tecnologías emergentes y conocimientos multidisciplinares, identificados de forma destacada en las ciencias de la salud a través de marcos como la medicina de precisión, requiere una mano de obra dotada de aptitudes que trasciendan las trayectorias educativas convencionales. El aprendizaje permanente se convierte en un imperativo para las personas que aspiran a prosperar en entornos laborales dinámicos en los que es esencial el desarrollo continuo de habilidades. La creciente importancia de comprender los complejos mecanismos biológicos del envejecimiento insinúa que los profesionales de la sanidad, la tecnología y los campos relacionados deben participar continuamente en oportunidades educativas para seguir siendo relevantes. Esta noción se alinea con el mapa visual de enfoques interdisciplinarios de la imagen, que ilustra los procesos biológicos que afectan a la salud y el envejecimiento, mostrando las intrincadas relaciones por las que deben navegar los profesionales. Quienes abrazan el aprendizaje permanente están mejor posicionados para adaptarse a estos cambios, garantizando no sólo su empleabilidad, sino también su capacidad para contribuir a avances transformadores en sus campos. Las implicaciones de la prolongación de la vida plantean cuestiones críticas sobre la sostenibilidad del empleo a lo largo de toda la vida. A medida que las personas viven más, pueden seguir varias carreras o volver a estudiar más tarde, desafiando la noción de una trayectoria profesional lineal. Este cambio requiere estructuras empresariales revisadas, que promuevan acuerdos laborales flexibles y programas de formación continua que apoyen a los empleados en las distintas etapas de la vida. Las empresas pueden fomentar una cultura del aprendizaje proporcionando recursos para desarrollar las habilidades esenciales para navegar por el panorama sanitario configurado por la edición genética y la medicina regenerativa, como se expone en la imagen. A medida que las organizaciones reconocen el valor de una plantilla adaptable, fomentan la resiliencia y la innovación, maximizando así la productividad y la satisfacción laboral. Este enfoque holístico sitúa el aprendizaje permanente como fundamental no sólo para el crecimiento individual, sino también para la sostenibilidad económica, lo que indica un cambio de paradigma en el que el aprendizaje se integra en el tejido mismo del desarrollo profesional. El papel de las actitudes sociales hacia la educación y el empleo configurará significativamente el panorama del aprendizaje permanente. A medida que más personas contemplen la longevidad de sus carreras, las percepciones culturales sobre el envejecimiento y la contribución profesional evolucionarán inevitablemente. Las sociedades deben cultivar entornos que celebren el crecimiento continuo y la adaptabilidad, en lugar de estigmatizar las transiciones relacionadas con la edad en la mano de obra. Tanto el sector público como el privado deben colaborar para desmantelar los prejuicios sobre la edad, garantizando que los programas que abordan la educación y la formación permanentes sean inclusivos y accesibles. Además, representaciones visuales como las de la imagen dilucidan la necesidad de comprender la base biológica del envejecimiento, subrayando la importancia de una elaboración de políticas informada para crear marcos educativos que apoyen a poblaciones diversas. A medida que las comunidades adoptan el aprendizaje permanente, pueden aprovechar todo el potencial de su mano de obra que envejece, fomentando así una economía inclusiva preparada para afrontar los retos y oportunidades que presenta la prolongación de la esperanza de vida.

Diversidad de edad en el lugar de trabajo

En los lugares de trabajo cada vez más diversos, la interacción entre la edad y el rendimiento profesional es cada vez más pronunciada. La inclusión de empleados de distintos grupos de edad no sólo enriquece el entorno laboral, sino que fomenta un clima de innovación y creatividad. Cuando colaboran personas más jóvenes y de más edad, reúnen perspectivas distintas moldeadas por experiencias vitales diferentes y por la capacidad de adaptación tecnológica. Esta simbiosis tiene el potencial de mejorar las capacidades de resolución de problemas, ya que los equipos diversos son más hábiles para generar una gama más amplia de ideas. Aprovechar los puntos fuertes únicos de cada grupo de edad puede conducir a procesos de toma de decisiones más completos, beneficiando en última instancia a la organización en su conjunto. Estas sinergias ponen de relieve la importancia de cultivar una cultura integradora que reconozca las aportaciones de todos los empleados, independientemente de su edad. Esta dinámica diversa subraya las implicaciones tanto económicas como sociales de la diversidad de edad, que requieren planteamientos estratégicos por parte de la dirección para aprovechar eficazmente estos beneficios. Abordar los retos entrelazados con la diversidad de edad es crucial para cultivar un lugar de trabajo próspero. Los estereotipos relacionados con la edad suelen crear barreras a la colaboración, provocando posibles conflictos y falta de entendimiento entre los distintos grupos de edad. Los empresarios deben combatir activamente estos prejuicios mediante programas de formación específicos que hagan hincapié en el valor de la diversidad de edad, preparando así a los empleados para apreciar las distintas contribuciones. Las iniciativas que fomentan las relaciones de tutoría o las sesiones de intercambio de conocimientos pueden reforzar el diálogo intergeneracional, permitiendo a las personas aprender de los conocimientos y experiencias de los demás. Además, las empresas deben aplicar políticas flexibles que fomenten un entorno adaptado a todos los empleados. Facilitando ajustes en los horarios de trabajo que tengan en cuenta las diferentes necesidades de los distintos grupos de edad, las organizaciones pueden minimizar las fricciones y crear una plantilla cohesionada. Hacer hincapié en estas prácticas es esencial para promover una cultura en el lugar de trabajo que defienda la inclusividad y, al mismo tiempo, aproveche los puntos fuertes de un equipo con diversidad de edades. A medida que los debates en torno a la longevidad siguen cobrando fuerza, las implicaciones del envejecimiento de la mano de obra son cada vez más significativas. La perspectiva de una mayor esperanza de vida apunta a un futuro en el que las personas podrían permanecer en el mercado laboral más tiempo que las generaciones anteriores, lo que modificaría las trayectorias profesionales tradicionales. Este cambio podría justificar una reevaluación de las definiciones de las funciones y de la dinámica de la mano de obra, allanando el camino a funciones híbridas en las que personas más jóvenes y mayores colaboren de formas sin precedentes. Como resultado, las organizaciones pueden encontrar oportunidades para aprovechar los conocimientos experimentados de los empleados de más edad junto con las ideas innovadoras del personal más joven, lo que en última instancia conduce a un crecimiento y una productividad sostenibles. Para navegar por este paisaje en evolución, las empresas deben reconsiderar sus prácticas de contratación, prestaciones y oportunidades de formación a la luz de una mano de obra de edad diversa. A medida que las industrias se adaptan al envejecimiento de la población, los beneficios potenciales de fomentar la diversidad de edad en el lugar de trabajo son profundos, allanando el camino hacia un futuro en el que la experiencia y la innovación coexistan armoniosamente. En apoyo de este debate, la imagen ofrece una valiosa representación visual de las complejas interacciones entre los procesos biológicos del envejecimiento. No sólo traza varios mecanismos que afectan al envejecimiento, sino que también subraya la relevancia de comprender estos factores biológicos en el contexto de la dinámica del lugar de trabajo a medida que aumentan las tendencias de longevidad. Al integrar estas herramientas visuales en el análisis, la exploración de la diversidad de edades puede matizarse más, enriqueciendo las conversaciones sobre el futuro del trabajo en el contexto de la prolongación de la esperanza de vida.

Adaptar los entornos de trabajo a las personas mayores

A medida que la mano de obra envejece, las organizaciones deben reconsiderar los entornos de trabajo tradicionales para adaptarse a las necesidades únicas de los adultos mayores. Esta adaptación va más allá de los meros ajustes ergonómicos; abarca un enfoque holístico que engloba dimensiones psicológicas y sociales. Los horarios de trabajo flexibles y la opción del trabajo a distancia pueden mejorar significativamente la productividad y la satisfacción laboral de los empleados mayores, permitiéndoles equilibrar las necesidades personales de salud con las responsabilidades profesionales. Fomentar una cultura integradora que valore las aportaciones y experiencias de los mayores puede mitigar eficazmente el edadismo, creando un lugar de trabajo más cohesionado. Estos cambios culturales no sólo benefician a los trabajadores de más edad, sino que también enriquecen a la organización en su conjunto, garantizando un conjunto diverso de perspectivas que pueden impulsar la innovación y la resolución de problemas. La integración de estas estrategias crea los cimientos de un entorno de apoyo en el que los mayores pueden prosperar, maximizando así tanto su potencial laboral como su calidad de vida en general. Igualmente vital es la integración de la tecnología en los entornos laborales para facilitar la adaptabilidad de los mayores. Como los lugares de trabajo dependen cada vez más de las herramientas digitales, garantizar la accesibilidad es primordial. Implantar un software fácil de usar que se adapte a distintos niveles de competencia tecnológica puede capacitar a los trabajadores mayores para dedicarse plenamente a sus tareas. Además, la inclusión de tecnologías de apoyo, como el reconocimiento de voz y el software de ampliación de pantalla, puede ayudar a mitigar las dificultades a las que pueden enfrentarse los empleados mayores. Los programas de formación adaptados específicamente a las personas mayores pueden reducir aún más la brecha tecnológica, mejorando su comodidad y competencia en la navegación por los lugares de trabajo digitales. Colectivamente, estos esfuerzos pueden ayudar a desmantelar barreras y fomentar una cultura laboral que no sólo apoye, sino que también aproveche los puntos fuertes de los mayores. Al adoptar la tecnología como elemento facilitador, las organizaciones pueden crear entornos que promuevan la colaboración entre grupos de edad y mejoren la productividad general en el lugar de trabajo. El imperativo de adaptar los entornos de trabajo a las personas mayores está en consonancia con los cambios sociales más amplios hacia la longevidad y la calidad de vida. La perspectiva de vivir hasta los 150 años exige replantearse no sólo las estrategias individuales de salud, sino también cómo contribuyen las funciones laborales a una vida posterior enriquecedora. Con el aumento de la longevidad, el trabajo ya no puede considerarse un mero medio de sustento económico, sino un elemento crucial de identidad y compromiso social para las personas mayores. Al dar prioridad a las experiencias laborales significativas, las organizaciones pueden ayudar a garantizar que los empleados mayores encuentren un propósito en sus funciones, lo que conduce a una mejora del bienestar mental y emocional. Este cambio de paradigma pone de relieve la necesidad de investigación y colaboración interdisciplinarias en campos como la psicología, la terapia ocupacional y la gerontología, para crear entornos laborales que se adapten específicamente a la población de edad avanzada. De este modo, la sociedad puede aumentar el potencial de experiencias humanas prósperas hasta bien entrada la vejez, fomentando un tapiz de vida más rico mientras navegamos por las implicaciones de la prolongación de la esperanza de vida.

XVIII. LONGEVIDAD Y SALUD GLOBAL

A medida que las sociedades se enfrentan a la creciente longevidad de sus poblaciones, se hace imperativo crear sistemas sanitarios sólidos. Muchas naciones están asistiendo a un cambio demográfico, con una proporción cada vez mayor de personas mayores que requieren atención médica, tratamiento de enfermedades crónicas y servicios de apoyo. Esta tendencia pone en primer plano el papel de los planes sanitarios integrados que dan prioridad a la atención preventiva y a la intervención temprana. Invertir en tecnología relacionada con la salud, como se visualiza en, puede mejorar la capacidad de predecir los resultados sanitarios y facilitar la medicina personalizada. Estos avances prometen transformar el modo en que se gestiona la salud a lo largo de la vida, contribuyendo en última instancia a mejorar la calidad de vida en la vejez. Aunque la tecnología ofrece oportunidades sin precedentes, el reto sigue siendo garantizar un acceso equitativo a estas innovaciones para que todas las poblaciones puedan beneficiarse de ellas. Así pues, centrarse en la inclusividad de los servicios sanitarios resulta esencial para promover la longevidad como objetivo sanitario mundial. No puede pasarse por alto la intersección de la cultura, las condiciones económicas y las políticas públicas en la configuración de la experiencia del envejecimiento. Las distintas sociedades tienen creencias y prácticas variadas respecto al envejecimiento, que influyen significativamente en los resultados de la salud mental y física. En las culturas que honran a los ancianos, suele hacerse más hincapié en el apoyo comunitario y el compromiso social, lo que contribuye a mejorar el bienestar psicológico y la salud en general. Un estudio presentado en revela que las intervenciones de salud mental centradas en la conectividad social pueden mejorar los resultados de la longevidad, lo que sugiere que es crucial integrar la concienciación sobre la salud mental en los enfoques sanitarios tradicionales. Salvar las distancias entre las diversas perspectivas culturales sobre el envejecimiento fomenta un entorno en el que pueden florecer prácticas innovadoras, contribuyendo a la creación de políticas sanitarias más eficaces. En este contexto, adoptar la sensibilidad cultural resulta fundamental para dar forma a las iniciativas sanitarias destinadas a aumentar la esperanza de vida en las poblaciones de todo el mundo. Las implicaciones globales del aumento de la longevidad van mucho más allá de la salud individual; plantean complejos retos y oportunidades para las economías y las sociedades en general. A medida que aumenta la esperanza de vida, la dinámica de la mano de obra y la productividad económica están abocadas a cambiar, creando la necesidad de estrategias adaptativas que aborden el envejecimiento de la población. El panorama económico podría beneficiarse enormemente de un enfoque centrado en el aprendizaje permanente y el desarrollo de capacidades, que garantice que los adultos mayores puedan seguir contribuyendo activamente a la sociedad. Los estudios realizados demuestran la existencia de modelos económicos que hacen hincapié en la colaboración intergeneracional y en entornos laborales favorables, lo que puede dar lugar a economías más sostenibles. Este complejo acto de equilibrio requerirá normativas y políticas con visión de futuro que logren un consenso social sobre el valor de prolongar la longevidad. Fomentando los debates sobre las ramificaciones económicas de la longevidad, las sociedades pueden alinear sus prioridades con el horizonte futuro de la salud y el bienestar, sentando unas bases sólidas para una coexistencia intergeneracional satisfactoria.

Disparidades sanitarias y longevidad

Los factores raciales y socioeconómicos desempeñan un papel fundamental en la determinación de los resultados sanitarios y la longevidad, lo que ilustra la naturaleza omnipresente de las disparidades sanitarias en la sociedad moderna. Las poblaciones minoritarias experimentan a menudo tasas más elevadas de enfermedades crónicas como la diabetes y la hipertensión, debido al acceso limitado a la asistencia sanitaria, a alimentos nutritivos y a entornos de vida seguros. Un ejemplo flagrante es el impacto de las desigualdades sistémicas, que pueden dar lugar a una discrepancia significativa en la esperanza de vida entre las comunidades acomodadas y las marginadas. La compleja interacción de los determinantes sociales -incluida la educación, los ingresos y las condiciones del vecindario- contribuye a estas disparidades, agravando los problemas de salud existentes. Esto subraya la necesidad de intervenciones de salud pública específicas que aborden las injusticias sociales subyacentes y, en última instancia, se esfuercen por conseguir un acceso equitativo a la salud para mejorar la brecha de la longevidad. Las estrategias basadas en pruebas, como el compromiso comunitario y la educación sanitaria, pueden empoderar a las poblaciones vulnerables y contribuir a mitigar estas disparidades, indicando un camino claro hacia la mejora de la longevidad de los grupos infrarrepresentados. El concepto de envejecimiento biológico complica aún más el debate sobre las disparidades sanitarias, ya que los individuos de distintos orígenes pueden mostrar patrones de envejecimiento variables influidos por factores genéticos, ambientales y conductuales. Las investigaciones emergentes indican que ciertos marcadores epigenéticos, identificados mediante métodos como las puntuaciones del perfil de metilación (MPS), reflejan la edad biológica con más precisión que la edad cronológica, lo que sugiere la necesidad de enfoques sanitarios adaptados. Al comprender los mecanismos del envejecimiento biológico, sobre todo entre poblaciones diversas, los profesionales sanitarios pueden desarrollar intervenciones más precisas que aborden vulnerabilidades específicas asociadas al envejecimiento acelerado. Las personas que sufren estrés crónico debido a factores socioeconómicos podrían experimentar un envejecimiento biológico más rápido, lo que obligaría a revisar la accesibilidad de la asistencia sanitaria y las estrategias de prevención. En consecuencia, la integración de los conocimientos biológicos en los marcos de la salud pública puede conducir a mejoras significativas de los resultados sanitarios y la longevidad, a medida que los profesionales adopten un enfoque más personalizado e integrador de la gestión sanitaria. Esta comprensión matizada de los fundamentos biológicos del envejecimiento subraya la necesidad de tener en cuenta diversas experiencias en la política y la práctica sanitarias. Los avances en biotecnología y medicina regenerativa presentan tanto oportunidades como retos a la hora de abordar las disparidades sanitarias y promover la longevidad. Innovaciones como la edición genética y las terapias celulares tienen el potencial de revolucionar el tratamiento de las enfermedades crónicas, a menudo prevalentes en poblaciones desatendidas. La accesibilidad de estas tecnologías innovadoras sigue siendo motivo de preocupación, ya que las disparidades en los recursos sanitarios podrían ampliar la brecha de la longevidad en lugar de cerrarla. Garantizar un acceso equitativo a estos avances requiere marcos políticos integrales que den prioridad a la inclusión y la asequibilidad. Las consideraciones éticas en torno a la edición genética y las intervenciones biotecnológicas requieren un discurso público y la participación de la comunidad para evitar exacerbar las desigualdades existentes. Al implicar activamente a las partes interesadas de diversos grupos demográficos, los responsables políticos pueden diseñar estrategias que aprovechen los avances tecnológicos para fomentar una sociedad más sana y equitativa. En este sentido, la búsqueda de la longevidad debe ir de la mano de los esfuerzos por desmantelar las barreras de acceso a la atención sanitaria, promoviendo un futuro en el que los avances beneficien a todos los segmentos de la población, en lugar de a unos pocos elegidos. En este contexto, sirve como representación visual crítica de las interconexiones entre las disparidades sanitarias y el envejecimiento biológico, reforzando los argumentos presentados en los párrafos. La representación de varios relojes del envejecimiento a través de una lente multiómica es especialmente relevante, ya que pone de relieve cómo las distintas dimensiones de la salud pueden influir en los procesos de envejecimiento, subrayando la importancia de la inclusividad en la investigación y la elaboración de políticas. Al integrar tales imágenes, el análisis gana en profundidad y claridad, ilustrando la urgencia de un enfoque que reconozca las complejidades de las disparidades sanitarias en lo que respecta a la longevidad.

Grupo	Esperanza de Vida (años)	Tasa de Mortalidad Prematura (por 100.000)	Prevalencia de Enfermedades Crónicas (%)
Blancos no hispanos	78.8	170	55
Negro no hispano	74.7	230	60
Hispano	81.8	140	50
Asiático americano	86.5	100	40
Nativos americanos	75.3	250	65

Las disparidades sanitarias y su impacto en la longevidad

Tendencias mundiales del envejecimiento

Los cambios demográficos están alterando el panorama mundial de un modo sin precedentes, a medida que las poblaciones envejecen a un ritmo acelerado. Según las Naciones Unidas, se espera que la proporción de personas de 60 años o más se duplique, pasando de alrededor del 12% al 22% de la población mundial en 2050. Este espectacular aumento plantea importantes retos y oportunidades para las sociedades de todo el mundo. El envejecimiento de la población puede sobrecargar los sistemas sanitarios, exigiendo mayores recursos para la atención geriátrica y la gestión de las enfermedades crónicas. Existe una necesidad creciente de políticas que promuevan el envejecimiento activo y permitan a las personas mayores contribuir de forma significativa a la sociedad. Estas tendencias exigen un cambio de paradigma en la forma en que percibimos el envejecimiento, no como un mero periodo de declive, sino como una oportunidad de crecimiento continuo, compromiso y productividad. Abordar estos cambios demográficos implica no sólo avances médicos, sino también innovaciones sociales que fomenten la colaboración intergeneracional y mecanismos de apoyo, aspectos integrales de una sociedad que lidia con el envejecimiento de su población. Las enfermedades crónicas, a menudo prevalentes en las poblaciones de más edad, subrayan la importancia de las innovaciones en biotecnología y medicina regenerativa como respuestas fundamentales a las tendencias globales de envejecimiento. Los avances en nuestra comprensión de la biología del envejecimiento han allanado el camino para avances como la terapia génica y los tratamientos con células madre, que prometen mitigar las dolencias relacionadas con la edad. La investigación indica que las terapias dirigidas pueden mejorar la duración de la salud, permitiendo a las personas experimentar periodos más largos de vitalidad y bienestar. La integración de la medicina de precisión en los planes de tratamiento puede adaptar las intervenciones a factores genéticos y ambientales específicos, aumentando su eficacia. Aunque estas tecnologías encierran un gran potencial, su aplicación plantea consideraciones éticas sobre la accesibilidad y la equidad en la asistencia sanitaria. Garantizar que estos avances estén al alcance de todos los segmentos demográficos, especialmente de las poblaciones desatendidas, es fundamental para crear un enfoque inclusivo de la longevidad que beneficie a toda la sociedad. Las distintas perspectivas culturales sobre el envejecimiento influyen significativamente en la disposición de la sociedad a aceptar una vida más larga. En algunas culturas, las personas mayores son veneradas por su sabiduría y sus contribuciones, lo que da lugar a programas que las implican activamente en la vida de la comunidad. Por el contrario, en las sociedades que dan prioridad a la juventud, a menudo se estigmatiza el envejecimiento, lo que lleva a desatender las necesidades y experiencias de los mayores. Esta dicotomía configura las respuestas políticas y las estructuras sociales, afectando al modo en que las comunidades se adaptan a los cambios demográficos. A medida que las naciones se enfrentan al aumento de la longevidad, deben considerar estos marcos culturales y sus implicaciones para la cohesión social y las relaciones intergeneracionales. Los futuros enfoques de la longevidad deben promover la inclusión y el respeto de las diversas experiencias relacionadas con la edad, fomentando al mismo tiempo entornos en los que todos los miembros de la sociedad -independientemente de su edad- puedan prosperar. Esta conciencia cultural puede servir de base a estrategias más eficaces para abordar los polifacéticos retos que plantean las tendencias mundiales del envejecimiento.

Año	Población Mundial Mayor de 65 años	Porcentaje de la Población Total
2020	727,000,000	9.3
2025	850,000,000	10.4
2030	1,000,000,000	12.2
2035	1,200,000,000	14.5
2040	1,400,000,000	16.5
2045	1,600,000,000	18.7
2050	1,800,000,000	20.7

Datos sobre las Tendencias Mundiales de Envejecimiento

Colaboración internacional en la investigación sobre el envejecimiento

Los esfuerzos internacionales de colaboración en la investigación sobre el envejecimiento son primordiales para abordar los polifacéticos retos que plantea una población mundial cada vez más envejecida. Dado que los países se enfrentan a una demografía sanitaria única influida por factores culturales, económicos y medioambientales, la puesta en común de recursos y conocimientos puede facilitar soluciones innovadoras. Los investigadores de diversas regiones geográficas pueden trabajar juntos para analizar grandes conjuntos de datos, generando así perspectivas difíciles de conseguir de forma aislada. Esta colaboración permite explorar fenómenos globales, como problemas de salud compartidos entre poblaciones que envejecen e intervenciones eficaces adaptadas a diferentes contextos sociales. El establecimiento de asociaciones sólidas puede reforzar la infraestructura de investigación, dando lugar a una polinización cruzada de ideas, metodologías y tecnologías que impulsen avances en la comprensión del envejecimiento biológico y sus implicaciones. La integración de la tecnología y de un enfoque de biología de sistemas se beneficia indudablemente de la colaboración internacional, sobre todo porque los investigadores acceden y comparten cada vez más vastas bases de datos. La migración hacia una comunidad científica más interconectada subraya la importancia de adoptar una perspectiva multiómica en la investigación del envejecimiento. Esto implica la convergencia de varias disciplinas como la genómica, la proteómica y la microbiómica para comprender el envejecimiento a un nivel fundamental. Al aunar estos campos académicos distintos pero complementarios, los investigadores pueden crear relojes de envejecimiento refinados que evalúen mejor la edad biológica y las trayectorias de salud en diversas poblaciones. La perspectiva de desarrollar sistemas sanitarios personalizados depende de estos esfuerzos de colaboración, con implicaciones potenciales para una medicina de precisión en gerontología que pueda atender las demandas específicas derivadas del envejecimiento demográfico en todo el mundo. Esta sinergia puede, en última instancia, mejorar la duración de la salud -el periodo de la vida que se pasa con buena salud- de las personas que envejecen, al tiempo que se abordan las disparidades inherentes a los sistemas sanitarios mundiales. Las consideraciones éticas en torno a la investigación sobre el envejecimiento se enriquecen significativamente mediante el diálogo y la cooperación internacionales. Las diferentes actitudes culturales hacia el envejecimiento y la longevidad pueden influir en las políticas y prácticas adoptadas en diversas jurisdicciones. Entablar conversaciones con socios globales puede poner en primer plano estos valores, garantizando que las tecnologías emergentes y las intervenciones terapéuticas sigan siendo éticamente sólidas y culturalmente sensibles. En consecuencia, abordar cuestiones como la equidad en el acceso a los tratamientos que mejoran la longevidad, la consideración de la mano de obra que envejece y las estrategias de salud mental adecuadas se convierte en un esfuerzo de colaboración que trasciende las fronteras. Un enfoque internacional unificado puede conducir a la formulación de marcos integrales que protejan el bienestar individual al tiempo que honran la diversidad global a la hora de experimentar el envejecimiento. Este espíritu de colaboración fortalece el campo, allanando potencialmente el camino hacia un futuro más sostenible y éticamente alineado en la búsqueda de la prolongación de la longevidad humana.

XIX. ADAPTACIÓN PSICOLÓGICA A LA LONGEVIDAD

A medida que la humanidad se acerca a la posibilidad de una vida más larga, la adaptación psicológica a la longevidad se convierte en una consideración esencial. El ajuste mental necesario para aceptar una esperanza de vida significativamente mayor puede provocar tanto oportunidades como retos. Las personas deben desarrollar resiliencia para enfrentarse a las complejidades del envejecimiento, como el deterioro de la salud y la pérdida de seres queridos, al tiempo que aprovechan la oportunidad de perseguir sueños y ambiciones largamente acariciados. Esta dualidad puede dar lugar a un rico tapiz de experiencias, pero también al riesgo de ansiedad existencial y depresión a medida que los individuos se enfrentan a la noción de vida prolongada. Los paradigmas transformadores de la salud que surgen de campos como la medicina regenerativa y la ingeniería genética, tal como se esboza en, apoyan la necesidad de una comprensión matizada de cómo el bienestar psicológico influye en la calidad de vida a medida que envejecemos. Así, la interacción entre esperanza y aprensión en el contexto de la longevidad pone de relieve la importancia de las estrategias de adaptación mental para envejecer con éxito. La percepción del envejecimiento viene determinada en gran medida por las narrativas culturales y los marcos sociales, que deben evolucionar a la luz de la posible prolongación de la vida. Tradicionalmente, muchas culturas ven el envejecimiento a través de una lente de declive y pérdida, a menudo descuidando las oportunidades que puede presentar la prolongación de la vida. Para construir un enfoque beneficioso de la longevidad, la adaptación psicológica requiere no sólo el crecimiento individual, sino también un cambio colectivo en las perspectivas sobre lo que significa envejecer. La aceptación social de prácticas sanitarias avanzadas, como las descritas en, puede mejorar la concienciación de la comunidad y las redes de apoyo, fomentando en última instancia actitudes positivas hacia el envejecimiento. Hacer hincapié en el valor del aprendizaje permanente, las conexiones intergeneracionales y la participación activa en la comunidad puede contribuir a una experiencia vibrante de la vejez. Al remodelar estas narrativas culturales, la sociedad puede crear un entorno que no sólo anticipe vidas más largas, sino que celebre la riqueza que pueden aportar estos años adicionales. La adaptación psicológica a la longevidad exige replantearse los papeles tradicionales y las etapas de la vida en los contextos familiar y profesional. El aumento de la esperanza de vida puede obligar a las personas a replantearse aspiraciones y expectativas relacionadas con la progresión profesional, las estructuras familiares y los objetivos personales. Como se pone de manifiesto en, la sabiduría y la experiencia acumuladas que conlleva la prolongación de la esperanza de vida pueden equipar a las personas para hacer contribuciones significativas a la sociedad en las distintas etapas de la vida. Este cambio también plantea retos, como la posibilidad de conflictos intergeneracionales y la presión sobre los recursos. Las personas y las familias se beneficiarán de una planificación proactiva de las futuras etapas de la vida, equilibrando las aspiraciones con evaluaciones realistas de la salud física y mental. Abordar la preparación psicológica para aceptar estos cambios es fundamental para aprovechar plenamente los beneficios potenciales de la longevidad, garantizando que los años adicionales se traduzcan en un mayor bienestar y realización, en lugar de en carga y angustia.

Afrontar la prolongación de la vida útil

La perspectiva de la prolongación de la vida plantea consideraciones importantes sobre los mecanismos de afrontamiento necesarios tanto para los individuos como para las sociedades. A medida que los avances médicos aumentan la viabilidad de vivir más de 100 años, la atención debe centrarse en los retos psicológicos y emocionales que acompañan a la vida prolongada. La salud mental, que a menudo se pasa por alto en los debates sobre la longevidad, se convierte en una preocupación primordial. Las personas pueden enfrentarse a problemas como la soledad, el deterioro cognitivo y la disminución de la motivación, lo que hace que las estrategias de bienestar mental sean esenciales. Las intervenciones innovadoras, como las que se observan en las posibles aplicaciones del aprendizaje por refuerzo generativo profundo en el análisis de la salud mental, pueden desempeñar un papel crucial en este contexto. Al comprender los patrones de comportamiento y ofrecer apoyo a medida, estas tecnologías ayudan a mitigar los efectos del aislamiento y el deterioro mental entre las personas mayores. El entrelazamiento del envejecimiento con la atención a la salud mental significa una intersección crítica a la que hay que dar prioridad a la hora de prepararse para la prolongación de la vida, garantizando la calidad de vida junto con el aumento de la longevidad. La salud física también requiere un enfoque integral para afrontar eficazmente la prolongación de la vida. Cada vez hay más pruebas de que integrar la nutrición, el ejercicio y la atención sanitaria preventiva es vital para gestionar el proceso de envejecimiento. Como ilustran los estudios comparativos de diversos enfoques dietéticos, como las dietas cetogénica y mediterránea, debe adoptarse una visión holística de la nutrición para ayudar no sólo a la longevidad, sino también al envejecimiento funcional. Estas dietas han demostrado ser prometedoras para mejorar las funciones cognitivas y reducir los riesgos fisiológicos, promoviendo así una vida más sana y larga. Además, los avances en los biomarcadores, tal como se presentan en los marcos multiómicos del envejecimiento, permiten estrategias sanitarias más personalizadas. Al comprender los perfiles biológicos individuales, pueden elaborarse intervenciones a medida para abordar riesgos sanitarios específicos, capacitando a las personas para hacerse cargo de su longevidad de forma proactiva. La convergencia de la nutrición, la actividad física y la medicina personalizada representa una estrategia esencial para hacer frente a la realidad de la prolongación de la vida. Las estructuras sociales y las actitudes culturales son igualmente críticas para navegar por las implicaciones de una vida más larga. La posibilidad de alargar la vida exige una reevaluación de los papeles familiares y sociales, sobre todo en lo que respecta a los cuidados y las relaciones intergeneracionales. La evolución de la dinámica familiar puede hacer que aumenten las responsabilidades de las generaciones más jóvenes, que pueden tener que mantener a familiares mayores durante períodos más largos. Este cambio requiere sistemas de apoyo social que atiendan tanto a las poblaciones más jóvenes como a las de más edad, fomentando la inclusión y la comprensión mutua. Las percepciones culturales del envejecimiento desempeñan un papel importante en la forma en que las sociedades se adaptan a la longevidad. Los países con opiniones progresistas sobre el envejecimiento suelen crear entornos que celebran las contribuciones de los mayores, fomentando el respeto y el compromiso en lugar del aislamiento. Como se observa en diversas prácticas globales que abordan el envejecimiento, cultivar narrativas culturales positivas en torno a los mayores puede mejorar los intercambios intergeneracionales y fomentar entornos en los que se valore la sabiduría. Así pues, prepararse para un cambio demográfico hacia poblaciones de más edad implica no sólo estrategias sanitarias e individuales, sino también una transformación fundamental de las actitudes y estructuras sociales.

Identidad y autopercepción en la vejez

A medida que las personas pasan a la vejez, la autopercepción suele experimentar profundas transformaciones influidas por factores tanto internos como externos. La propia identidad, compuesta de experiencias acumuladas, relaciones y papeles sociales, puede acentuarse o cuestionarse durante esta fase. En muchos casos, los adultos mayores reflexionan sobre los logros de su vida, lidiando con el significado atribuido a esas experiencias. Esta introspección puede suscitar sentimientos de satisfacción o arrepentimiento, configurando la imagen que tienen de sí mismos. Factores como las expectativas sociales, el contexto histórico y las actitudes culturales hacia el envejecimiento desempeñan un papel fundamental en la forma en que las personas mayores se ven a sí mismas. Los que viven en culturas que veneran la sabiduría de los mayores pueden experimentar una mayor sensación de propósito y autoestima. Esta interacción entre la reflexión personal y las normas sociales externas pone de relieve la complejidad de la identidad y la autopercepción en la vejez, y sugiere que las perspectivas sobre el envejecimiento pueden influir profundamente en el bienestar psicológico y la calidad de vida. Los cambios en el aspecto físico y el estado de salud pueden influir significativamente en la autoestima y la autovaloración de los adultos mayores, lo que a menudo conduce a un sentido evolutivo de la identidad. A medida que los cuerpos se alteran debido a los procesos de envejecimiento o a las condiciones de salud, la narrativa interna puede cambiar de una que enfatiza la vitalidad a otra que se enfrenta a las limitaciones. Este deterioro puede llevar a los individuos a cuestionar sus papeles anteriores y la forma en que ven sus capacidades. Concretamente, tal como se discute en los marcos del envejecimiento biológico y los mecanismos que influyen en la resiliencia, como los hallazgos de la imagen, estas alteraciones desafían tanto la identidad personal como las expectativas sociales. La adaptación a estos cambios suele requerir una redefinición del autoconcepto; los individuos pueden tener que adoptar nuevos papeles o prioridades que destaquen las conexiones emocionales y las capacidades intelectuales más que la apariencia física. Así pues, las realidades cambiantes del envejecimiento exigen un sofisticado acto de equilibrio entre el mantenimiento de una identidad establecida y la adaptación a las nuevas circunstancias vitales. Las tecnologías emergentes y los cambios sociales relacionados con la longevidad complican aún más la identidad y la autopercepción en la vejez. A medida que los avances en biotecnología y medicina regenerativa allanan el camino hacia la prolongación de la vida, este potencial de longevidad puede provocar una reevaluación de lo que significa envejecer. Con posibilidades de mejorar la salud y prolongar la vitalidad, los adultos mayores pueden encontrarse reimaginando sus papeles dentro de la familia y la sociedad. Mientras que la imagen destaca el potencial del aprendizaje de refuerzo generativo profundo para mejorar la salud mental y el bienestar, esto sugiere un futuro en el que los adultos mayores pueden participar activamente en diversas esferas sociales, redefiniendo así sus identidades como contribuyentes en lugar de figuras dependientes. Esta evolución suscita importantes indagaciones filosóficas sobre el propósito y la realización en la vejez prolongada, fomentando una exploración de las aspiraciones personales que trascienden las limitaciones tradicionales relacionadas con la edad. En consecuencia, la interacción de los avances tecnológicos y las cambiantes percepciones sociales presenta una oportunidad fundamental para que las generaciones mayores cultiven un sentido renovado y dinámico de la identidad en una era caracterizada por la prolongación de la esperanza de vida.

Resiliencia y envejecimiento
Cada vez se reconoce más que la resiliencia en el proceso de envejecimiento es un factor clave para mejorar la calidad de vida de los adultos mayores. A medida que las personas afrontan los retos físicos y cognitivos asociados al envejecimiento, su capacidad para adaptarse, recuperarse y prosperar influye significativamente en su salud general y su longevidad. La investigación ha demostrado que la resiliencia no es sólo un rasgo personal, sino que está estrechamente vinculada al apoyo social, los factores ambientales y el sentido de la finalidad. Las comunidades que fomentan redes sociales fuertes tienden a promover la resiliencia, lo que conduce a un mayor bienestar y

a una menor susceptibilidad a las afecciones relacionadas con la edad. Esta interconexión se pone de relieve en las imágenes que muestran el enfoque sistémico de la dinámica biológica y sanitaria, como se ve en. Estos marcos sugieren que la resiliencia se cultiva no sólo dentro del individuo, sino a través de relaciones de apoyo y estructuras comunitarias que fomentan comportamientos saludables y fortaleza emocional, permitiendo en última instancia a los adultos mayores afrontar los retos de la longevidad prolongada con mayor fortaleza. Las implicaciones de la resiliencia van más allá de la salud personal; abarcan también las dimensiones sociales del envejecimiento. A medida que aumenta la esperanza de vida, los efectos acumulativos del estrés y la adversidad pueden manifestarse en mayores retos para la salud pública. Los adultos mayores que muestran altos niveles de resiliencia pueden mitigar estos riesgos, pero deben existir los recursos y sistemas de apoyo necesarios. Los programas destinados a fomentar la resiliencia -ya abarquen intervenciones de salud mental, iniciativas de actividad física u oportunidades de participación comunitaria- pueden desempeñar un papel decisivo en la configuración de los resultados sanitarios de una población que envejece. La adopción de medidas preventivas y la promoción de experiencias de aprendizaje permanente pueden mejorar significativamente la función cognitiva y la adaptabilidad emocional. El enfoque holístico representado en habla de la necesidad de integrar estos diversos factores en la planificación sanitaria, ya que alimentar la resiliencia no sólo mejora las vidas individuales, sino que también contribuye a la sostenibilidad de los sistemas sanitarios a medida que se adaptan a una demografía cada vez más envejecida. Al considerar el futuro de la longevidad, no puede exagerarse el papel de la resiliencia en el envejecimiento. A medida que exploramos la posibilidad de vivir hasta una edad avanzada -quizá incluso llegar a los 150 años-, resulta esencial cultivar un marco que dé prioridad a la salud psicológica y la adaptabilidad. En este contexto, es primordial reconocer que la resiliencia es una habilidad, que puede cultivarse mediante un esfuerzo consciente y el apoyo de la comunidad. Los retos asociados a una vida más larga, incluidas las enfermedades crónicas y el deterioro mental, subrayan la necesidad de formación en resiliencia y de recursos que equipen a las personas para afrontar estos obstáculos con eficacia. Como tal, es crucial alinear las estrategias sociales con la comprensión de que "*No son los retos físicos los que te hacen retroceder, sino los mentales. Tienes que reunir la voluntad para seguir adelante, paso tras paso, día tras día*". (Dr. Rick Nielsen). Al fomentar la resiliencia en las poblaciones que envejecen, no sólo podemos mejorar los resultados de salud individuales, sino también garantizar que la sociedad esté preparada para aceptar las oportunidades y los retos que presenta una longevidad sin precedentes. La intersección de la resiliencia y el envejecimiento emerge así como un área vital de interés para investigadores, responsables políticos y comunidades por igual.

Grupo de Edad	Puntuación Media de Resiliencia	Habilidades de Resiliencia (%)	Fuente
60-69	7.2	65	Instituto Nacional sobre el Envejecimiento (2022)
70-79	6.9	62	Instituto Nacional sobre el Envejecimiento (2022)
80-89	6.5	58	Instituto Nacional sobre el Envejecimiento (2022)
90+	5.8	50	Instituto Nacional sobre el Envejecimiento (2022)

Datos sobre Envejecimiento y Resiliencia

XX. EL PAPEL DE LA COMUNIDAD EN LA LONGEVIDAD

El tejido social de las comunidades desempeña un papel crucial en el fomento de entornos propicios a la longevidad. Los individuos que pertenecen a redes sociales fuertes suelen experimentar mejores resultados de salud que los que están aislados. Este fenómeno puede atribuirse al apoyo emocional y práctico que proporcionan las comunidades, que son esenciales para mitigar el estrés y fomentar el bienestar. La participación en actividades comunitarias no sólo ofrece un sentimiento de pertenencia, sino que también fomenta elecciones de estilo de vida más sanas, como el ejercicio y una nutrición equilibrada. Los estudios sugieren que la alimentación comunitaria y las actividades físicas compartidas aumentan la adherencia a comportamientos saludables, lo que en última instancia repercute positivamente en la longevidad. Un ejemplo relevante de esta dinámica puede verse en las comunidades tratadas en la Parte (a) de, donde áreas interconectadas como la medicina de precisión y el análisis de la salud mental subrayan la importancia de la comunidad para apoyar las trayectorias de salud individuales. Al fomentar entornos de apoyo, las comunidades pueden desempeñar un papel fundamental en la mejora de la calidad de vida y la prolongación de la esperanza de vida. Las comunidades intencionales, sobre todo las estructuradas en torno a la vida en común y los valores compartidos, pueden influir significativamente en la longevidad, al centrarse en la cohesión social y la ayuda mutua. Muchas culturas destacan la importancia de los lazos familiares y comunitarios, que funcionan como redes de seguridad durante los retos de la vida. Estas redes pueden motivar a las personas a adoptar prácticas sanitarias preventivas y a acudir a revisiones médicas periódicas, dada la responsabilidad colectiva que suele estar presente en estos entornos. La dieta y el estilo de vida mediterráneos, destacados en, no sólo reflejan las elecciones dietéticas, sino también los aspectos comunitarios de la alimentación y la socialización, que contribuyen a mejorar la salud. Las investigaciones indican que los individuos de comunidades muy unidas suelen tener tasas más bajas de enfermedades crónicas, lo que sugiere que la naturaleza colaborativa y solidaria de estos entornos fomenta la resiliencia y promueve una vida más sana. Al fomentar la interdependencia y la responsabilidad social, las comunidades se convierten en agentes importantes en la búsqueda de la longevidad. Hacer hincapié en el papel de la comunidad en el discurso de la longevidad también invita a considerar la inclusividad y el acceso a los recursos. Las comunidades que dan prioridad a la equidad sanitaria garantizando a todos sus miembros el acceso a la asistencia sanitaria, los recursos nutricionales y la educación tienden a cultivar poblaciones más sanas. La investigación descrita en la Parte (b) de revela que cuando las intervenciones sanitarias se centran en la comunidad y son culturalmente competentes, producen un mayor compromiso y mejores resultados. Esta inclusividad se extiende también a la integración de perspectivas de diversas disciplinas, como la atención sanitaria, la psicología y la planificación comunitaria. Reconocer la interacción entre los factores ambientales y la salud aclara por qué son esenciales los enfoques orientados a la comunidad. Las barreras sistémicas a las que se enfrentan las poblaciones marginadas demuestran que, sin el compromiso y el apoyo proactivos de la comunidad, los beneficios potenciales de los avances en longevidad podrían exacerbar las desigualdades existentes. Reconocer y fomentar comunidades equitativas y enriquecedoras es imprescindible para forjar un futuro en el que la longevidad se convierta en una posibilidad realista para todos.

Compromiso social y longevidad

La intrincada interacción entre el compromiso social y la longevidad ha recibido una atención considerable en la investigación gerontológica reciente. Las pruebas sugieren que los individuos que mantienen fuertes conexiones sociales tienden a experimentar un mayor bienestar y una mayor longevidad. Estas conexiones pueden manifestarse a través de las relaciones con la familia, las amistades y la participación en la comunidad, que sirven como amortiguadores críticos contra el estrés y el deterioro de la salud asociados al envejecimiento. Los estudios demuestran que la soledad y el aislamiento social son predictores significativos de mortalidad, a menudo comparables a los riesgos que plantean el tabaquismo o la obesidad. Relacionarse con otras personas fomenta la función cognitiva, la resistencia emocional y la actividad física, todos ellos factores esenciales para mantener la salud a medida que se envejece. Las redes sociales a menudo facilitan el acceso a recursos y apoyo que pueden repercutir directamente en los resultados sanitarios, como la ayuda para atender las necesidades sanitarias o participar en actividades que promuevan la salud. Esto subraya la idea de que el compromiso social no sólo enriquece la calidad de vida, sino que también tiene profundas implicaciones para la longevidad. Las percepciones culturales del compromiso social también desempeñan un papel fundamental en la configuración de los resultados de la longevidad. Cada sociedad tiene sus propias normas sobre las obligaciones familiares, la participación en la comunidad y los comportamientos sociales, que influyen en la forma en que las personas se relacionan con sus círculos sociales. En las culturas en las que se da prioridad a los lazos comunitarios y familiares, los individuos pueden experimentar sistemas de apoyo reforzados que contribuyen a un envejecimiento más saludable. En las culturas mediterráneas caracterizadas por fuertes lazos familiares y actividades comunitarias, los adultos mayores suelen mostrar tasas más bajas de incidencia de enfermedades crónicas y un mayor bienestar general. Esto sugiere que integrar los valores culturales en las estrategias de promoción de la salud podría ser beneficioso para fomentar un sentimiento de pertenencia y propósito entre los adultos mayores. Si se tienen en cuenta las diversas formas en que las sociedades fomentan las conexiones sociales, las intervenciones sanitarias pueden adaptarse con mayor eficacia, mejorando en última instancia la longevidad y creando comunidades más sanas. La incorporación de la tecnología al ámbito del compromiso social presenta tanto oportunidades como retos. Con el auge de las plataformas digitales, la conectividad social se ha ampliado más allá de las limitaciones geográficas, lo que permite a los adultos mayores mantener relaciones y comprometerse con sus comunidades. La dependencia de la tecnología también puede perpetuar los sentimientos de aislamiento si sustituye a las interacciones cara a cara. Las disparidades en la alfabetización digital y el acceso pueden exacerbar las desigualdades existentes entre las poblaciones de edad avanzada, ampliando potencialmente la brecha en los resultados de la longevidad. Es crucial equilibrar los beneficios de los avances tecnológicos con las formas tradicionales de compromiso social. Fomentar entornos que fomenten la socialización en persona, al tiempo que se aprovecha la tecnología para mejorar la conectividad, podría conducir a un enfoque más global en la promoción de la longevidad. Comprender cómo interactúan estas dinámicas es vital a medida que exploramos el futuro del envejecimiento en una sociedad cada vez más influida por el cambio tecnológico. Mediante un enfoque polifacético, podemos posicionarnos mejor para ayudar a las personas a conseguir no sólo una vida más larga, sino también experiencias más enriquecedoras y satisfactorias.

Recursos comunitarios para mayores
La base de recursos comunitarios para mayores es esencial para fomentar un envejecimiento saludable y mejorar la calidad de vida de los adultos mayores. Estos recursos abarcan una variedad de servicios como el acceso a la asistencia sanitaria, el apoyo nutricional y las actividades sociales, que son cruciales cuando las personas intentan sortear las complejidades de una longevidad prolongada. Con los avances en campos como la biotecnología y la medicina regenerativa, existe una clara oportunidad de aprovechar estas ofertas comunitarias para apoyar no sólo la salud física, sino también el bienestar mental y emocional. Los programas que fomentan el compromiso social y la interacción intergeneracional, por ejemplo, pueden mitigar significativamente los sentimientos de soledad y aislamiento, comunes entre los mayores. Así pues, las organizaciones comunitarias desempeñan un papel vital en la creación de redes de apoyo que puedan traducir los avances en asistencia sanitaria en un apoyo práctico y cotidiano para los ancianos, en consonancia con los próximos cambios hacia una vida más larga. El

acceso a recursos sanitarios integrales dentro de la comunidad es vital para los mayores, sobre todo a medida que los avances en tecnología médica aumentan la esperanza de vida. Servicios como las consultas de telesalud permiten a los mayores recibir la atención necesaria sin los gravosos desplazamientos que suelen asociarse a las visitas tradicionales. Los departamentos de salud locales y las organizaciones sin ánimo de lucro ofrecen con frecuencia talleres educativos sobre prevención y tratamiento de enfermedades adaptados a los mayores. Este enfoque proactivo puede mejorar los resultados sanitarios, al dotar a los mayores de conocimientos sobre sus enfermedades y de los medios para gestionarlas eficazmente. Los esfuerzos de colaboración entre los proveedores de asistencia sanitaria y las organizaciones comunitarias pueden garantizar que estos recursos no sólo sean accesibles, sino que también estén adaptados para satisfacer las diversas necesidades de una población que envejece. La integración de la tecnología en estos servicios, como se expone en diversos marcos sanitarios contemporáneos, mejora su eficacia y alcance, lo que ilustra el potencial de los recursos comunitarios para adaptarse ante una sociedad que envejece. Las implicaciones de los recursos comunitarios van más allá de la salud individual, pues afectan a las economías locales y a las estructuras sociales en su conjunto. Invertir en programas que apoyen a las poblaciones que envejecen ayuda a aliviar la carga de los sistemas sanitarios promoviendo la atención preventiva y estilos de vida saludables. Estas iniciativas pueden cultivar un ethos comunitario positivo, animando a las generaciones más jóvenes a valorar a sus mayores y a comprometerse con ellos. En una época en la que la perspectiva de vivir mucho más tiempo es cada vez más plausible, las comunidades que dan prioridad a los recursos para los mayores no sólo mejorarán la vida de los ciudadanos de más edad, sino que también cultivarán una sociedad más inclusiva y solidaria en general. Al fomentar entornos en los que los mayores se sientan valorados y conectados, las comunidades pueden aprovechar el poder de la experiencia y la sabiduría colectivas, enriqueciendo en última instancia el tejido de la sociedad en su conjunto. La sinergia entre el envejecimiento de la población y los recursos comunitarios representa un elemento crítico para garantizar un futuro próspero a todas las generaciones, lo que refuerza la necesidad de invertir continuamente en estos programas vitales. Las referencias a imágenes como ésta refuerzan la noción de interconexión entre los diversos factores que influyen en la salud de las personas mayores. La naturaleza integral de los sistemas de recursos comunitarios, representada en Visiones de la Salud, ejemplifica cómo las metodologías de aprendizaje profundo pueden mejorar la comprensión y la aplicación de soluciones sanitarias innovadoras para las personas mayores.

Ciudad	Centros de Mayores	Auxiliares Sanitarios a Domicilio	Programas de Comida Sobre Ruedas	Residencias para Mayores	Centros de Día para Adultos
Nueva York	250	15,600	10	221	50
Los Ángeles	180	1,3000	15	180	40
Chicago	120	9,000	8	150	35
Houston	100	8,500	12	120	30
Phoenix	90	7,000	9	110	25

Recursos comunitarios para mayores

El voluntariado y sus beneficios

El voluntariado es un mecanismo fundamental para fomentar la construcción de la comunidad y la cohesión social. Cuando los individuos dedican su tiempo a causas que resuenan con ellos, crean conexiones que trascienden las barreras socioeconómicas, fomentando un sentimiento de pertenencia y unidad. Las actividades de voluntariado, ya sea en albergues locales o en iniciativas globales, permiten a los individuos colaborar con grupos diversos, ofreciendo un rico tapiz de experiencias que mejoran el crecimiento y la comprensión personales. Esto es crucial a medida que la sociedad avanza hacia un futuro en el que la mayor esperanza de vida puede alterar las estructuras comunitarias tradicionales y las relaciones interpersonales. Al cultivar un sentimiento de unión a través de objetivos compartidos, los esfuerzos voluntarios pueden mitigar los sentimientos de aislamiento que suelen acompañar al envejecimiento. Hacer hincapié en el voluntariado no sólo enriquece la vida de las personas directamente implicadas, sino que también contribuye a crear un tejido social resistente que puede apoyar mejor a las personas que viven más tiempo. La sinergia creada por estos compromisos comunitarios sienta las bases de interacciones sociales más sanas y sostenidas. Los beneficios personales del voluntariado van más allá del mero altruismo y se traducen en mejoras tangibles de la salud psicológica y física. La participación en actividades de voluntariado se ha relacionado con niveles más altos de felicidad y satisfacción vital, y los estudios demuestran que las personas voluntarias presentan tasas más bajas de depresión y ansiedad. Esta correlación concuerda con la investigación emergente que relaciona la participación activa en la comunidad con una mayor esperanza de vida, lo que sugiere que ayudar a los demás puede, de hecho, ayudar a los propios voluntarios. A medida que avanza la exploración de la longevidad -impulsada por innovaciones científicas como la biotecnología y la medicina regenerativa-, incorporar el voluntariado a las opciones de estilo de vida podría mejorar el bienestar integral. El acto de dar con regularidad impulsa a los voluntarios a mantener contactos sociales y cultivar una red de apoyo, lo cual es esencial a medida que las personas envejecen y se enfrentan potencialmente a retos sanitarios cada vez mayores. Así pues, el voluntariado merece ser considerado como una estrategia viable para promover no sólo el bienestar de la comunidad, sino también la salud personal a lo largo de una vida prolongada, garantizando que el viaje hacia la longevidad sea satisfactorio. De cara al futuro, el papel del voluntariado será probablemente más vital a medida que las sociedades se adapten a las nuevas realidades de la prolongación de la esperanza de vida. Es posible que las comunidades tengan que cambiar su percepción del envejecimiento, reconociendo el potencial de los adultos mayores para contribuir activa y significativamente mediante iniciativas de voluntariado. Esta reimaginación del envejecimiento cuestiona los estereotipos que describen a las personas mayores únicamente como receptores de cuidados y no como valiosos activos de la comunidad. Al fomentar una cultura del voluntariado, las sociedades pueden aprovechar las habilidades y la sabiduría de las generaciones mayores, transformando las percepciones del envejecimiento en oportunidades para el compromiso a lo largo de toda la vida. Los futuros marcos que exploren la longevidad deberían incluir el voluntariado como componente central, promoviendo oportunidades de colaboración intergeneracional que beneficien tanto a las poblaciones más jóvenes como a las de más edad. Tales iniciativas no sólo abordarán los aspectos emocionales y psicológicos del envejecimiento, sino que también reforzarán la interdependencia necesaria para una salud comunitaria sostenida en una era de longevidad sin precedentes.

Grupo de edad	Beneficio Comunitario (%)	Puntuación del Impacto Comunitario
18-24	82	75
25-34	79	80
35-44	77	85
45-54	74	88
55-64	71	90
65+	68	92

Beneficios del voluntariado por grupos de edad

XXI. INNOVACIONES EN CUIDADOS PALIATIVOS

A medida que los avances de la ciencia médica allanan el camino hacia una vida más larga, los cuidados paliativos están experimentando importantes innovaciones que mejoran la calidad de vida de los pacientes que se enfrentan a enfermedades graves. Un avance notable es la integración de la tecnología en las prácticas de cuidados paliativos. Ahora se emplean plataformas de telesalud para ofrecer consultas a distancia, lo que permite a los pacientes acceder a cuidados especializados desde sus casas. Este enfoque no sólo amplía el alcance de los servicios de cuidados paliativos, sino que también capacita a las personas para mantener conexiones con los proveedores de asistencia sanitaria independientemente de las limitaciones geográficas. El uso de análisis de datos ha permitido a los equipos de cuidados paliativos comprender mejor las necesidades de los pacientes y adaptar las intervenciones en consecuencia. Este enfoque basado en los datos fomenta una experiencia asistencial más personalizada, alineando las opciones de tratamiento con las preferencias y valores individuales, lo cual es primordial en las conversaciones sobre el final de la vida. Tales innovaciones tecnológicas indican un cambio transformador en los cuidados paliativos que hace hincapié en la accesibilidad y en centrarse en el paciente, facilitando un enfoque más digno de las enfermedades graves. Las intervenciones impulsadas por la empatía son otra innovación fundamental que enriquece los cuidados paliativos. El creciente reconocimiento de las dimensiones psicológicas y emocionales de las enfermedades graves ha llevado a la incorporación de prácticas holísticas que tienen en cuenta el bienestar integral de los pacientes. Esto incluye la integración de profesionales de la salud mental en el equipo de cuidados paliativos para abordar la ansiedad, la depresión y otras cargas psicológicas a las que puedan enfrentarse los pacientes. Además, los sistemas de apoyo, como el asesoramiento al paciente y a la familia, y los recursos comunitarios, se incorporan cada vez más a los planes de cuidados. Al fomentar la comunicación abierta y proporcionar apoyo emocional, estas iniciativas crean un entorno en el que los pacientes se sienten valorados y comprendidos. Las investigaciones indican que estas intervenciones no sólo aumentan la satisfacción general de los pacientes con la asistencia, sino que también contribuyen a mejorar los resultados sanitarios. Este enfoque holístico supone un cambio de paradigma en la forma de percibir y prestar los cuidados paliativos, y pone de relieve la importancia del apoyo emocional como piedra angular de una asistencia de calidad. La competencia cultural ha surgido como un componente vital de los cuidados paliativos innovadores, reconociendo los diversos valores y creencias que influyen en las experiencias de los pacientes y en las decisiones de tratamiento. A medida que la sociedad evoluciona hacia un paisaje más multicultural, los proveedores de cuidados paliativos reciben cada vez más formación para comprender las sensibilidades culturales e incorporarlas a los planes de cuidados. Esto incluye respetar las creencias religiosas de los pacientes, la dinámica familiar y las prácticas culturales que puedan afectar a las decisiones sobre el final de la vida. Algunas culturas pueden dar prioridad a la participación de la familia en los procesos de toma de decisiones, mientras que otras pueden tener opiniones diferentes sobre la conveniencia de las intervenciones agresivas. El reconocimiento de estos factores culturales capacita a los pacientes y a sus familias, garantizando que la asistencia se ajusta a sus valores y preferencias. A medida que aumenta la apertura a las diversas perspectivas culturales, se contribuye a unas prácticas de cuidados paliativos más equitativas, lo que en última instancia conduce a una mayor satisfacción del paciente y a mejores resultados. Este énfasis en la competencia cultural representa un paso crucial para que los cuidados paliativos respondan mejor a las necesidades de una población cada vez más diversa, garantizando que todas las personas que se enfrentan a una enfermedad grave reciban una atención que se ajuste a sus características personales.

Año	Innovación	Impacto
2020	Servicios de Telesalud	Aumento de la accesibilidad a los servicios de cuidados paliativos en un 50%
2021	Modelos de Atención Integrada	Reducción de los reingresos hospitalarios en un 30%
2022	Herramientas de Inteligencia Artificial	Mejoró en un 40% la precisión de la predicción de los resultados de los pacientes
2023	Programas de Atención Centrada en el Paciente	Mejora de las puntuaciones de satisfacción de los pacientes en un 25%

Estadísticas sobre innovaciones en cuidados paliativos

Importancia de los cuidados al final de la vida

El proceso de envejecimiento conduce inevitablemente a un sinfín de problemas de salud que justifican una planificación exhaustiva de los cuidados durante la fase final de la vida. En este contexto, los cuidados al final de la vida son cruciales no sólo para garantizar que las personas reciban un tratamiento compasivo y adecuado, sino también para apoyar a sus familias durante un momento profundamente difícil. Los enfoques asistenciales, que pueden incluir servicios paliativos y de cuidados paliativos, pretenden abordar las necesidades físicas, emocionales y espirituales, por lo que es imperativo que los sistemas sanitarios den prioridad a estos servicios. Aunque los avances científicos pueden prolongar la vida, también complican el proceso de morir, lo que a menudo conduce a un declive prolongado que puede disminuir la calidad de vida. A medida que exploremos la posibilidad de vivir bien hasta los 150 años, el reto no consistirá sólo en prolongar la vida, sino también en perfeccionar la experiencia del final de la vida de forma que se respeten los deseos y la dignidad individuales. De ahí que comprender la importancia de los cuidados al final de la vida sea esencial para debatir con conocimiento de causa la longevidad y la calidad de vida. Ampliando el enfoque a las implicaciones sociales, está claro que unos cuidados eficaces al final de la vida pueden tener efectos de gran alcance en los sistemas sanitarios y las políticas públicas. Integrar unos cuidados paliativos integrales en la asistencia sanitaria habitual puede reducir la carga global de los hospitales y los servicios de urgencias, al minimizar las intervenciones innecesarias durante la fase terminal. Formar a los profesionales sanitarios para que reconozcan y respeten los valores y preferencias de los pacientes moribundos permite un enfoque más humano de la asistencia. Esta humanización es primordial, sobre todo ante los dilemas éticos que plantean los avances en biotecnología, que pueden prolongar la vida pero no mejoran necesariamente la calidad de esos años prolongados. La investigación sobre los cuidados al final de la vida, incluidos los avances en la comprensión de la dinámica familiar y el apoyo psicológico, es esencial para crear marcos que no sólo se adapten a una población que envejece, sino que también defiendan los principios de dignidad, respeto y compasión. En este sentido, los sistemas eficaces de atención al final de la vida pueden servir de modelo para abordar las implicaciones de la longevidad más allá de la mera prolongación de la vida. La intersección de perspectivas culturales sobre la muerte y el morir subraya aún más la importancia de los cuidados al final de la vida en un futuro orientado hacia una mayor longevidad. Las distintas sociedades tienen creencias diversas sobre la muerte, que influyen en su forma de abordar a los moribundos y a sus familias. Integrar estas perspectivas culturales en los cuidados al final de la vida no sólo enriquece la experiencia de los cuidadores, sino que también fomenta una mayor comprensión social de las complejidades que rodean a la muerte. A medida que las poblaciones que envejecen se hacen más diversas, las prácticas de asistencia sanitaria deben adaptarse, garantizando que los cuidadores estén equipados para abordar las necesidades y valores únicos de los distintos grupos culturales. Las imágenes a las que se hace referencia en este análisis sirven para ilustrar los aspectos polifacéticos de la atención al final de la vida, desde los cambios sistémicos necesarios en la práctica asistencial hasta la importancia de los enfoques individualizados a la luz de las diversas creencias sobre el envejecimiento y la muerte. A medida que nos adentramos en el territorio inexplorado de la longevidad, resulta cada vez más evidente que un enfoque holístico de los cuidados al final de la vida no es sólo un imperativo moral, sino una necesidad para mantener la dignidad y la calidad de vida que aspiramos a extender mediante la innovación científica.

Año	Adultos con Planes de Cuidados Avanzados (%)	Hospitales con Programas de Cuidados Paliativos (%)	Puntuación de Satisfacción del Paciente (1-10)
2020	46	72	8.5
2021	48	75	8.7
2022	50	78	8.9
2023	53	80	9

Métricas de calidad de los cuidados al final de la vida

Avances en el tratamiento del dolor

Las tecnologías emergentes y los avances científicos están revolucionando el panorama del tratamiento del dolor, abordando un aspecto crítico que afecta significativamente a la calidad de vida a medida que las personas envejecen. Un área de desarrollo digna de mención es la aplicación del aprendizaje profundo y la inteligencia artificial a la personalización de los protocolos de tratamiento del dolor. Estas innovaciones permiten a los profesionales sanitarios analizar vastos conjuntos de datos, incluidos historiales de pacientes y perfiles genéticos, para adaptar estrategias de tratamiento del dolor que se ajusten específicamente a las necesidades individuales. Al permitir diagnósticos más precisos e intervenciones personalizadas, estos avances no sólo mejoran los resultados de los pacientes, sino que también minimizan la dependencia de los opiáceos, mitigando los riesgos asociados de dependencia y efectos adversos. Este enfoque proactivo hace hincapié en las estrategias de prevención y tratamiento que se adaptan a los aspectos fisiológicos y psicológicos únicos de cada paciente, alineándose perfectamente con el objetivo más amplio de optimizar la salud a medida que las personas prolongan su esperanza de vida. Tales iniciativas demuestran el compromiso de mejorar el bienestar físico y mental de una población que envejece. Otros avances en medicina regenerativa son muy prometedores para el tratamiento del dolor mediante terapias innovadoras que abordan las causas subyacentes del dolor en lugar de limitarse a aliviar los síntomas. Técnicas como la terapia con células madre y las inyecciones de plasma rico en plaquetas están surgiendo como tratamientos viables que fomentan la reparación y regeneración de los tejidos dañados. Estas terapias pueden rejuvenecer la función articular en pacientes con osteoartritis, aliviando el dolor y restableciendo al mismo tiempo la movilidad y la calidad de vida en general. Es importante destacar que estos avances ejemplifican un cambio de los paradigmas tradicionales de tratamiento del dolor hacia soluciones más holísticas y sostenibles que promueven la curación a nivel celular. A medida que los enfoques regenerativos siguen evolucionando, tienen el potencial no sólo de mejorar los resultados de la salud física, sino también de contribuir al bienestar psicológico de los pacientes que sufren dolor crónico. Este panorama en evolución pone de relieve la necesidad de integrar estos tratamientos innovadores como componentes vitales de una estrategia global que apoye la longevidad y una mayor calidad de vida. Nunca se insistirá lo suficiente en la importancia de la colaboración interdisciplinar en el contexto del avance de las técnicas de tratamiento del dolor. Integrando los conocimientos de diversos campos, como la neurociencia, la farmacología y la salud conductual, puede lograrse una comprensión más intrincada de los mecanismos del dolor. Este enfoque colaborativo facilita el desarrollo de innovaciones como las aplicaciones sanitarias digitales que permiten la monitorización y la gestión en tiempo real de los estados de dolor. Las tecnologías vestibles equipadas con sensores pueden realizar un seguimiento biométrico, proporcionando a los profesionales sanitarios datos cruciales para informar sobre los ajustes del tratamiento. Tales innovaciones se alinean con los objetivos exploratorios de maximizar la longevidad humana no sólo gestionando el dolor de forma más eficaz, sino también capacitando a los pacientes para que asuman un papel activo en su trayectoria sanitaria. A medida que estos esfuerzos se desarrollan, allanan el camino para un paradigma integral de tratamiento del dolor que integra tecnología, agencia personal y filosofías holísticas de tratamiento, ejemplificando un cambio crítico hacia el fomento del bienestar en medio de la perspectiva de una mayor esperanza de vida. Las referencias a imágenes como y, que describen las interconexiones entre los mecanismos biológicos y los avances en el análisis de la salud, podrían mejorar significativamente el debate sobre las tecnologías de tratamiento del dolor. Ilustran los principios subyacentes de la personalización de los tratamientos y las terapias regenerativas que contribuyen a una comprensión más profunda de la salud, apoyando así el argumento principal del ensayo. La incorporación de imágenes como las que muestran la tecnología avanzada en la atención sanitaria subraya la importancia de las aplicaciones sanitarias digitales en el tratamiento del dolor. Al visualizar estos avances críticos, el análisis puede reforzar el tema general de la naturaleza transformadora de la medicina moderna, ya que se alinea con el objetivo de vivir más tiempo y con mejor salud.

Enfoques holísticos de los cuidados paliativos

Ante el aumento de la esperanza de vida, cada vez es más evidente la necesidad de enfoques holísticos en los cuidados paliativos. Este modelo da prioridad al bienestar integral, abordando no sólo los síntomas físicos de las enfermedades terminales, sino también las dimensiones emocionales, espirituales y sociales que afectan significativamente a los pacientes y sus familias. Los marcos médicos tradicionales suelen hacer hincapié en la erradicación de la enfermedad, lo que puede pasar por alto inadvertidamente las experiencias matizadas de las personas que se acercan al final de la vida. Al aplicar un enfoque holístico, los médicos pueden crear un sistema de apoyo que reconozca a los pacientes como personas completas, en lugar de como meros pacientes con enfermedades. Esta perspectiva fomenta conexiones más profundas entre cuidadores y pacientes, mejorando en última instancia la calidad de vida mediante un tratamiento adaptado del dolor y la angustia. Estas estrategias integradoras serán esenciales a medida que los avances en medicina de la longevidad amplíen los límites de la esperanza de vida, garantizando que los años prolongados puedan llenarse de dignidad y plenitud en lugar de mera supervivencia. Un enfoque holístico de los cuidados paliativos abarca un equipo multidisciplinar de profesionales, que puede incluir médicos, enfermeras, trabajadores sociales, capellanes y psicólogos. Cada miembro del equipo aporta un conjunto único de habilidades para abordar las diversas necesidades de los pacientes. Este esfuerzo colectivo garantiza que se tengan en cuenta todos los aspectos de la experiencia del paciente, lo que permite realizar intervenciones que no sólo son eficaces desde el punto de vista sintomático, sino también de apoyo emocional y social. La incorporación de las preferencias del paciente y la familia a los planes de cuidados también puede empoderar a las personas, dándoles una sensación de control en un momento que, de otro modo, sería difícil. Las investigaciones indican que los cuidados paliativos holísticos pueden mejorar la satisfacción del paciente, reducir la ansiedad e incluso prolongar la supervivencia en algunos casos. A medida que las perspectivas de la sociedad cambian hacia la aceptación de las complejidades del envejecimiento y los cuidados al final de la vida, se hace imperativo que los sistemas sanitarios integren estas metodologías integrales para servir mejor a sus poblaciones, reconociendo al mismo tiempo la individualidad del viaje de cada paciente. La sensibilidad cultural desempeña un papel fundamental en la eficacia de los cuidados paliativos holísticos. Las diversas creencias y prácticas en torno a la muerte y la agonía pueden influir significativamente en la forma en que los pacientes y sus familias experimentan el final de la vida. Al reconocer y respetar estas diferencias, los profesionales sanitarios pueden ofrecer una atención más empática y adecuada. Esta inclusividad no sólo mejora los resultados de los pacientes, sino que también fomenta la confianza entre los cuidadores y las familias, mejorando así la alianza terapéutica. Con la posibilidad de prolongar la vida gracias a los avances en salud y medicina, es fundamental que los cuidados paliativos evolucionen para adaptarse a estos diversos contextos culturales, garantizando que los enfoques holísticos sigan siendo pertinentes y eficaces. El diálogo continuo en torno a estos cambios dará forma a las prácticas futuras de los cuidados paliativos, lo que en última instancia conducirá a un sistema sanitario más compasivo, comprensivo y receptivo a medida que la humanidad se enfrente a los retos de vivir más tiempo. Esta conversación complementa la creciente atención a la calidad de vida, sacando a la luz la necesidad de mantener la dignidad humana en medio de viajes potencialmente largos a través de la enfermedad. En relación con las imágenes referenciadas, las imágenes y mejorarían significativamente el análisis de los Enfoques Holísticos de los Cuidados Paliativos al ilustrar la interconexión del envejecimiento biológico, las emociones del paciente y la biología de sistemas, que son componentes críticos para comprender las complejidades de los cuidados paliativos. Estas imágenes proporcionarán un contexto importante para debatir cómo las estrategias holísticas pueden integrarse eficazmente en las prácticas diseñadas para las personas que reciben cuidados en el panorama de la longevidad prolongada.

XXII. EL IMPACTO DE LA LONGEVIDAD EN LA EDUCACIÓN

Los avances en la longevidad tienen implicaciones significativas para el panorama educativo, ya que la prolongación de la vida útil exige una reevaluación de los marcos de aprendizaje y los planes de estudio para dar cabida al aprendizaje permanente. Con individuos que potencialmente pueden llegar a vivir 150 años, las instituciones educativas pueden tener que adoptar modelos más flexibles que permitan la adquisición continua de habilidades y la adaptación a lo largo de la vida de una persona. Esto implica un cambio de los paradigmas educativos tradicionales, que a menudo limitan el aprendizaje a las primeras etapas de la vida, hacia un enfoque más dinámico e integrador. Como se muestra en, la naturaleza interdisciplinar de la investigación biomédica moderna refleja una necesidad similar en la educación; al igual que los campos científicos integran varios dominios, los sistemas educativos pueden beneficiarse de entretejer diversas materias para fomentar la comprensión holística y la adaptabilidad. A medida que la naturaleza del trabajo evoluciona debido a los avances tecnológicos, será imperativo preparar a los alumnos para múltiples carreras a lo largo de su vida, lo que requerirá hacer hincapié en el pensamiento crítico y la adaptabilidad en los planes de estudios educativos. Las implicaciones sociales del aumento de la longevidad desafiarán probablemente a los educadores a abordar necesidades de aprendizaje variadas en diversos grupos de edad. A medida que la población activa envejece y las personas mayores tratan de reciclarse o desarrollar nuevas habilidades, el papel de las instituciones educativas se ampliará más allá de la edad demográfica tradicional, abarcando a alumnos de todas las edades. Este cambio requiere el desarrollo de entornos educativos que celebren la diversidad de experiencias y conocimientos, fomentando oportunidades de tutoría en las que las generaciones más jóvenes y las mayores puedan compartir ideas y habilidades. La interconexión de la edad biológica y los enfoques educativos, ilustrada en, pone de relieve el potencial del aprendizaje intergeneracional, en el que las experiencias vitales de los adultos mayores informan y enriquecen el viaje educativo de los individuos más jóvenes. Al fomentar estas interacciones, las instituciones educativas pueden preparar a la sociedad para prosperar en un futuro en el que la longevidad no sólo prolongue la vida, sino que también transforme la naturaleza y la finalidad de la propia educación. Las implicaciones económicas de la longevidad también subrayan la necesidad de un marco educativo adaptable que haga hincapié en la alfabetización financiera y la preparación profesional. A medida que la sociedad se enfrenta a una población envejecida que puede requerir una planificación financiera ampliada para la jubilación y la asistencia sanitaria, los sistemas educativos deben incorporar cursos y programas centrados en la gestión financiera, las estrategias de inversión y las prácticas de envejecimiento saludable. Los hallazgos ilustrados en relación con las influencias de la dieta en el envejecimiento también podrían respaldar programas educativos que aborden la salud y el bienestar junto con la planificación financiera, integrando la salud holística en el plan de estudios. Preparar a las personas para afrontar las complejidades de una vida más larga significa dotarlas de herramientas para tomar decisiones informadas sobre su salud y sus finanzas. Este enfoque no sólo mejorará la calidad de vida de la persona, sino que también contribuirá a la resistencia económica de las comunidades, subrayando el papel vital de la educación en la creación de un futuro sostenible ante el aumento de la longevidad.

Oportunidades de aprendizaje permanente

A medida que la humanidad se esfuerza por superar los retos que supone vivir vidas significativamente más largas, el papel del aprendizaje permanente es cada vez más fundamental. Adoptar una mentalidad de aprendizaje continuo puede ayudar a las personas a adaptarse a los rápidos cambios tecnológicos y sociales que acompañan al aumento de la longevidad. Los sistemas educativos deben evolucionar para ofrecer recursos accesibles que atiendan a diversos grupos de edad, permitiendo a los adultos mayores participar en el desarrollo de habilidades y la adquisición de conocimientos. Tales oportunidades van más allá de los entornos académicos convencionales e incluyen plataformas en línea, talleres comunitarios y programas de tutoría intergeneracional. Al dotar a las personas de los conocimientos y habilidades necesarios para la adaptación, el aprendizaje permanente puede capacitarlas para prosperar en un paisaje en constante evolución, mejorando en última instancia su calidad de vida a medida que envejecen. Imágenes como ésta ilustran eficazmente la intersección de las metodologías de aprendizaje profundo y el análisis de la salud, reforzando el argumento de cómo la educación continua puede desencadenar enfoques innovadores de la asistencia sanitaria y el crecimiento personal. Incorporar el aprendizaje permanente al marco del envejecimiento exige reconocer los retos sanitarios singulares a los que se enfrentan las poblaciones de edad avanzada. Las iniciativas educativas centradas en la salud mental, la resistencia cognitiva y el bienestar físico pueden fomentar estilos de vida más saludables y promover la autoeficacia entre los mayores. Comprender la ciencia de la nutrición, el ejercicio y la gestión del estrés puede afectar significativamente al envejecimiento biológico y a la calidad de vida. Los programas que ofrecen formación en el uso de la tecnología pueden capacitar a los mayores para permanecer conectados e informados, combatiendo el aislamiento que suele asociarse al envejecimiento. Plataformas como los entornos virtuales de aprendizaje pueden facilitar el intercambio de conocimientos entre generaciones, reforzando así los lazos comunitarios. La representación proporcionada en ofrece ideas convincentes sobre cómo el desarrollo infantil influye en el envejecimiento biológico, apoyando la necesidad de planes de estudios educativos que aborden la salud a lo largo de toda la vida, convirtiendo efectivamente el aprendizaje permanente en un aliado crucial en la búsqueda de la longevidad. Para preparar a las sociedades para un futuro en el que la prolongación de la vida sea la norma, es necesario cultivar una cultura que valore y promueva el aprendizaje permanente. Este cambio cultural depende en gran medida del reconocimiento del potencial transformador que posee el aprendizaje en todas las etapas de la vida. Los empresarios, los educadores y los líderes de la comunidad deben colaborar para crear entornos de aprendizaje que se adapten a las distintas necesidades de una población que envejece, fomentando el desarrollo personal y las oportunidades de empleo hasta bien entrada la vejez. La integración de la tecnología en el aprendizaje facilita un mayor acceso a los recursos y fomenta enfoques educativos innovadores que pueden adaptarse a las preferencias y capacidades individuales. Para personificar esta fusión de educación y modernización, sirve como representación eficaz de los enfoques basados en sistemas en biología y ecología, conectando a la perfección las prácticas saludables con la longevidad. Al adoptar estos paradigmas educativos colaborativos e inclusivos, la sociedad no sólo puede preparar a las personas para una vida más larga, sino enriquecer su experiencia a lo largo del proceso de envejecimiento.

Año	Adultos Implicados en el Aprendizaje (%)	País
2020	36	Estados Unidos
2021	40	Alemania
2022	45	Japón
2023	38	Estados Unidos
2023	50	Suecia
2023	42	Canadá

Oportunidades de aprendizaje permanente y longevidad

Programas educativos para mayores

A medida que la población de edad avanzada sigue creciendo, se reconoce cada vez más la necesidad de programas educativos adaptados específicamente a los adultos mayores. Estas iniciativas no sólo ofrecen oportunidades de aprendizaje continuado, sino que también cultivan el compromiso social, que es vital para la salud mental y el bienestar general. Las investigaciones sugieren que los programas educativos pueden potenciar la función cognitiva y mejorar la satisfacción vital de las personas mayores. Una serie de actividades, desde formación en alfabetización digital hasta debates sobre salud y bienestar, fomenta el sentido de comunidad y pertenencia. Al salvar las diferencias generacionales y facilitar el intercambio de conocimientos, estos programas capacitan a los mayores para seguir participando activamente en la sociedad, desafiando los estereotipos relacionados con la edad que a menudo disminuyen sus capacidades. Al hacer hincapié en la importancia del aprendizaje permanente, estos programas contribuyen a una cultura que valora la experiencia y la sabiduría de los mayores, fomentando una perspectiva más integradora del envejecimiento en la sociedad contemporánea. sirve como representación convincente de esta integración, mostrando cómo los enfoques interdisciplinarios pueden mejorar el panorama del aprendizaje para los mayores. Los programas educativos diseñados para mayores suelen adoptar la tecnología como componente crucial del entorno de aprendizaje moderno. Dado el rápido ritmo de los avances tecnológicos, sobre todo en campos como la biotecnología y la inteligencia artificial, es esencial que los alumnos mayores adquieran estas habilidades. Los talleres interactivos y los cursos en línea pueden desmitificar la tecnología, capacitando a los mayores para navegar por las herramientas y plataformas que impregnan cada vez más la vida cotidiana. Este dominio no sólo mejora su compromiso con el mundo, sino que también les permite aprovechar la tecnología para mejorar la gestión de la salud y la conectividad social. Los estudios indican que la alfabetización tecnológica en los adultos mayores se correlaciona positivamente con mejores resultados sanitarios, ya que los mayores que dominan la tecnología pueden acceder a información sanitaria, conectar con sus iguales e incluso participar en telemedicina. Esto apunta al potencial transformador que encierran los programas educativos, que permiten a los mayores adaptarse a un hipotético futuro en el que la tecnología desempeña un papel cada vez más vital en sus vidas. Se hace eco de la interconexión de estas experiencias de aprendizaje, destacando el papel de la educación continua en el fomento de la adaptabilidad entre los mayores. La eficacia de los programas educativos para mayores también depende de la incorporación de temas pertinentes a sus experiencias vitales únicas. Los cursos que profundizan en la salud y el bienestar, la educación financiera e incluso la expresión creativa pueden calar hondo en los mayores, abordando sus preocupaciones inmediatas e inspirando al mismo tiempo el crecimiento personal. Al centrarse en temas relevantes, estos programas pueden aumentar la autoeficacia, dotando a los mayores de habilidades que mejoren su independencia y calidad de vida. Además, los programas que fomentan el pensamiento crítico y el diálogo sobre el envejecimiento pueden profundizar la comprensión de los participantes sobre sus realidades, cultivando en última instancia la resiliencia. Este enfoque holístico garantiza que las iniciativas educativas sigan siendo significativas e impactantes, y no sirvan simplemente para pasar el tiempo, sino como herramientas vitales para el empoderamiento. Visualizar esta realidad polifacética ilustra cómo diversos estilos de vida y marcos educativos contribuyen colectivamente a envejecer con éxito, una consideración crucial cuando la sociedad contempla las implicaciones de ampliar la esperanza de vida de las generaciones futuras.

Nombre del Programa	Participantes (anual)	Año de Creación	País
Universidad de la Tercera Edad	200,000	1972	Global
Red de Aprendizaje para Mayores	10,000	2003	Estados Unidos
El Instituto Osher de Aprendizaje Permanente	150,000	2001	Estados Unidos
Erudito de la carretera	150,000	1975	Global
Albergue de ancianos	50,000	1995	Global

Programas educativos para mayores

Aprendizaje intergeneracional

En una época en la que se prevé que la esperanza de vida alcance cotas sin precedentes, la dinámica de transferencia de conocimientos entre generaciones adquiere cada vez más importancia. El aprendizaje intergeneracional promueve el intercambio de conocimientos, habilidades y experiencias vitales, facilitando una relación recíproca entre individuos jóvenes y mayores. A medida que los avances en salud y longevidad remodelan las estructuras sociales, no puede subestimarse el valor de la sabiduría acumulada durante décadas. Este conocimiento se convierte en un recurso inestimable para las generaciones más jóvenes, permitiéndoles navegar por las complejidades de un mundo en rápida evolución. Incorporar el aprendizaje intergeneracional a los marcos educativos puede reforzar la resiliencia y la adaptabilidad, equipando a las personas para afrontar los retos futuros con una comprensión más amplia de los contextos históricos y culturales. Esta experiencia de aprendizaje compartido influye directamente en el crecimiento y el desarrollo personales, creando una sociedad que valora las contribuciones de todas las edades. Hacer hincapié en estas conexiones fomenta el sentido de comunidad y pertenencia, componentes cruciales para prosperar en una vida prolongada. Estas colaboraciones también pueden mejorar la eficacia de los avances científicos y tecnológicos, sobre todo en campos como la medicina regenerativa y la biotecnología. Los conocimientos obtenidos a partir de las experiencias vividas por los adultos mayores pueden guiar a los investigadores en el desarrollo de terapias relacionadas con la edad que respondan a las necesidades de una población que envejece. Entablar diálogos que respeten e incorporen las perspectivas de diversos grupos de edad puede elevar la calidad de la investigación científica y mejorar la formulación de políticas. Esta interactividad es especialmente relevante en el contexto de las consideraciones éticas en torno a la longevidad; la diversidad de puntos de vista puede aportar soluciones más integrales y socialmente responsables. Al ilustrar la importancia de la participación intergeneracional, las comunidades pueden reforzar la confianza pública en las innovaciones destinadas a mejorar los resultados sanitarios. El diagrama capta la esencia de esta sinergia intergeneracional, presentando un marco que abarca los factores biológicos y psicológicos que influyen en la salud, alineando así las innovaciones sanitarias con las lecciones de experiencias pasadas. De forma crítica, el aprendizaje intergeneracional también desempeña un papel a la hora de abordar las preocupaciones sociales relacionadas con la sostenibilidad y la calidad de vida a medida que envejece la población. La sabiduría colectiva de las generaciones mayores puede informar sobre prácticas sostenibles y adaptaciones esenciales para los futuros entornos vitales. Implicar a los individuos más jóvenes en estos debates no sólo les dota de conocimientos históricos, sino que también les inspira a innovar de forma responsable, garantizando un equilibrio entre el progreso y la administración ecológica. A medida que las sociedades lidian con las implicaciones de la prolongación de la esperanza de vida, el diálogo intergeneracional allana el camino para una acción cohesionada. Alimentando las relaciones entre grupos de edad, podemos cultivar entornos que apoyen un envejecimiento saludable, al tiempo que abordamos las disparidades sociales amplificadas por una mayor esperanza de vida. Este concepto se visualiza en, que subraya la complejidad de los determinantes de la salud y la responsabilidad compartida entre las distintas cohortes de edad en el fomento de un desarrollo sostenible que beneficie a todos.

XXIII. FUTURAS LÍNEAS DE INVESTIGACIÓN EN LONGEVIDAD

Los avances en biotecnología e inteligencia artificial están aportando conocimientos sin precedentes sobre los mecanismos del envejecimiento y la longevidad. Entre las vías de investigación prometedoras se incluye la exploración de marcadores biológicos de la edad, como las puntuaciones del perfil de metilación (MPS), que pueden proporcionar una comprensión más profunda del propio proceso de envejecimiento. Los estudios futuros podrían centrarse en perfeccionar estos biomarcadores para determinar su valor predictivo de las enfermedades relacionadas con la edad y la salud general en diversos grupos demográficos. La integración de enfoques multiómicos -que abarquen la genómica, la proteómica y la metabolómica- podría mejorar significativamente esta investigación, permitiendo un análisis exhaustivo del envejecimiento tanto a nivel molecular como sistémico. Como se detalla más adelante, estas innovaciones metodológicas pueden tender un puente entre el desarrollo temprano y el envejecimiento, ayudando a los investigadores a identificar los factores cruciales que afectan a la salud a lo largo de la vida. Al desentrañar estas complejas interacciones, los científicos pueden descubrir nuevas estrategias para promover un envejecimiento más saludable y prolongar la longevidad. Las implicaciones éticas que rodean a la investigación sobre la longevidad no pueden pasarse por alto a medida que progresan estos avances. A medida que la sociedad se enfrenta a la viabilidad de prolongar significativamente la vida humana, surgen cuestiones cruciales sobre las ramificaciones para las estructuras sociales, los sistemas sanitarios y la asignación de recursos. El discurso público debe abordar si las sociedades están preparadas para acoger a una población envejecida que podría vivir mucho más allá de la esperanza de vida tradicional. Las iniciativas de investigación deben examinar cómo podría afectar la longevidad a las relaciones intergeneracionales, las trayectorias profesionales y la estabilidad económica de las comunidades. Como ilustran las complejidades descritas, las soluciones deben dar prioridad a la integración y la equidad, garantizando que los avances beneficien a poblaciones diversas en lugar de exacerbar las disparidades existentes. Abordar las consideraciones éticas paralelamente a las innovaciones tecnológicas será esencial para orientar las futuras direcciones de la investigación en longevidad y fomentar avances responsables en salud. Otro campo de exploración son las repercusiones socioeconómicas de la prolongación de la esperanza de vida sobre la sostenibilidad y la calidad de vida. Es primordial comprender cómo la prolongación de la esperanza de vida puede afectar a los valores sociales, sobre todo en lo que respecta a la salud, la dinámica familiar y el propósito individual. La investigación debe ahondar en cómo los cambios en la longevidad influyen en las elecciones de estilo de vida, como la dieta y el ejercicio, determinando en última instancia la calidad de vida a medida que envejecen los individuos. Las implicaciones de estos factores se entrecruzan con la sostenibilidad medioambiental, ya que una vida más larga puede aumentar el consumo de recursos y generar nuevos retos en un mundo que ya está lidiando con cuestiones como el cambio climático. Como indican las ideas de, la investigación interdisciplinar que abarque la ciencia medioambiental junto con la gerontología será crucial para desarrollar prácticas sostenibles que aumenten la longevidad. Al abordar estas cuestiones polifacéticas de forma holística, la investigación futura puede informar políticas que promuevan no sólo una vida más larga, sino vidas más sanas y satisfactorias para todas las personas, sentando así las bases para un futuro más equitativo y sostenible.

Año	Fuente	Importe de la Financiación
2019	Institutos Nacionales de Salud (NIH)	250 millones de dólares
2020	Institutos Nacionales de Salud (NIH)	275 millones de dólares
2021	Institutos Nacionales de Salud (NIH)	300 millones de euros
2022	Institutos Nacionales de Salud (NIH)	350 millones de euros
2023	Institutos Nacionales de Salud (NIH)	400 millones de euros

Tendencias en la financiación de la investigación sobre longevidad

Campos de estudio emergentes

La exploración de campos emergentes como el aprendizaje generativo profundo por refuerzo es fundamental para comprender cómo las tecnologías avanzadas pueden influir en los resultados sanitarios y la longevidad. En los últimos años, este innovador enfoque ha demostrado un notable potencial en diversas aplicaciones biomédicas, como la medicina de precisión y el diseño molecular. Aprovechando las capacidades de la inteligencia artificial, los investigadores pueden analizar vastos conjuntos de datos, identificando patrones que contribuyen a nuestra comprensión de la edad biológica y la salud a lo largo del ciclo vital. Estas técnicas no son meramente teóricas, sino que se están integrando en aplicaciones sanitarias prácticas, lo que demuestra que tecnologías antes consideradas de vanguardia se están convirtiendo rápidamente en componentes esenciales de la práctica médica cotidiana. El esquema ilustrado en refleja acertadamente cómo esta convergencia de la investigación biológica y el análisis computacional puede conducir a percepciones más claras sobre la gestión de la salud, apoyando la noción de que un enfoque multidisciplinar es vital para navegar por las complejidades de la longevidad. Otra área fundamental de exploración es la interfaz entre nutrición y envejecimiento, sobre todo a través de los marcos dietéticos que influyen directamente en la duración de la salud y la vida. La investigación ha destacado cada vez más la importancia de diversos patrones dietéticos -como las dietas cetogénica y mediterránea- sobre la función cognitiva, la inflamación y el bienestar general en los adultos mayores. Estos marcos no se refieren simplemente a los alimentos que consumimos, sino que abarcan una comprensión más amplia de cómo las elecciones de estilo de vida pueden mitigar el declive relacionado con la edad y mejorar la calidad de vida. Los hallazgos representados en destacan los impactos directos de estas dietas en la salud sistémica, enmarcando la nutrición como una poderosa herramienta en la lucha contra los efectos adversos del envejecimiento. Como tal, el conocimiento obtenido de los estudios nutricionales es vital para desarrollar estrategias integrales que no sólo prolonguen la esperanza de vida, sino que también mejoren los resultados de la salud holística de las personas a medida que envejecen. La integración de los análisis multiómicos en la investigación sobre el envejecimiento presenta una frontera apasionante en nuestra comprensión de la longevidad. Al sintetizar los datos de la genómica, la proteómica y la metabolómica, los científicos pueden construir modelos intrincados que representen los procesos biológicos del envejecimiento en tiempo real. Este campo de vanguardia ofrece la posibilidad de desarrollar biomarcadores predictivos e intervenciones personalizadas, allanando en última instancia el camino para terapias específicas que aborden las trayectorias únicas de envejecimiento de los individuos. Los conocimientos representados a través de la imagen muestran cómo un enfoque multiómico puede sinergizar varias capas biológicas para pintar un cuadro detallado de la mecánica del envejecimiento. Esta investigación subraya la complejidad de la biología humana y sitúa estas tecnologías emergentes en la vanguardia de la investigación biomédica moderna, esencial para cumplir la promesa de una mayor longevidad, al tiempo que se afrontan los retos éticos y sociales asociados.

Campo	Impacto Actual	Crecimiento Proyectado
Genética	Comprender los factores genéticos que influyen en los procesos de envejecimiento	Aumento de los avances en terapias génicas y tecnología CRISPR
Medicina Regenerativa	Tratamientos innovadores como la terapia con células madre y la ingeniería tisular	Potencial para cultivar órganos y tejidos para trasplantes
Inteligencia Artificial en Sanidad	Aplicaciones de IA que mejoran el diagnóstico y la atención al paciente	Expansión de las herramientas de IA para predecir los resultados sanitarios y personalizar el tratamiento
Nutrigenómica	Estudio de cómo la dieta afecta a la expresión génica y al envejecimiento	Planes de nutrición personalizados emergentes para prolongar una vida sana
Investigación sobre el microbioma	Comprender la relación entre la salud intestinal y el envejecimiento	Perspectivas potenciales para las estrategias preventivas de las enfermedades relacionadas con la edad

Campos de estudio emergentes en la investigación sobre la longevidad

Enfoques interdisciplinarios

Integrar múltiples disciplinas no es un mero ejercicio académico; es una necesidad para abordar de forma integral los retos asociados al aumento de la longevidad. La intersección de campos como la biología, la ciencia de datos y la psicología revela intrincadas relaciones que son fundamentales para comprender el envejecimiento y la salud. Los avances en el aprendizaje de refuerzo generativo profundo, como se ilustra en la imagen, demuestran cómo pueden aprovecharse los datos complejos de la genómica y la proteómica para perfeccionar los modelos predictivos de la edad biológica y el estado de salud. Este enfoque interdisciplinario permite a los investigadores aprovechar vastos conjuntos de datos, obteniendo conocimientos que son inalcanzables mediante las metodologías tradicionales. La consolidación de diversos ámbitos científicos conduce a soluciones innovadoras en la medicina de precisión, con el objetivo último de mejorar los resultados de la salud individual y prolongar los años de vida sana, lo que representa un paso transformador hacia la consecución del objetivo de vivir más tiempo y de forma más saludable. El examen del desarrollo infantil en relación con el envejecimiento subraya la importancia de un marco interdisciplinario que abarque la biología del desarrollo y la salud psicológica. Presenta un modelo conceptual que dilucida la conexión entre las puntuaciones de los perfiles de metilación (MPS) y tanto los procesos biológicos del envejecimiento como el desarrollo en las primeras etapas de la vida. Al comprender cómo influyen las experiencias de la infancia en el envejecimiento, los investigadores pueden formular mejor las intervenciones destinadas a promover la salud a lo largo de toda la vida. Este enfoque integrado supone un cambio de paradigma en la forma de ver la salud; en lugar de tratar el envejecimiento como una trayectoria lineal, lo percibe como una compleja interacción de factores de desarrollo temprano que pueden predisponer a los individuos a afecciones relacionadas con la edad.

Estas ideas validan la necesidad de una investigación colaborativa que combine disciplinas como la genética, la ciencia medioambiental y la salud mental para desarrollar estrategias sanitarias integrales para las generaciones futuras. A medida que la perspectiva de prolongar la vida humana desafía significativamente las normas sociales existentes, el papel de la investigación interdisciplinaria se hace cada vez más vital para informar las consideraciones políticas y éticas. El análisis representado en la imagen destaca varios enfoques dietéticos y sus efectos sobre el envejecimiento, demostrando que las soluciones a la longevidad no se encontrarán de forma aislada. La miríada de factores que influyen en la longevidad -desde la nutrición y la función cognitiva hasta las interacciones sociales- exigen estrategias cohesionadas que abarquen perspectivas de diversos campos, como la sociología, la ciencia de la nutrición y la psicología. Abordar las complejidades de la prolongación de la vida exige una comprensión colectiva de cómo resuenan las elecciones individuales dentro de marcos sociales más amplios. Por tanto, la colaboración interdisciplinar no sólo mejora la investigación científica, sino que también prepara a la sociedad para las implicaciones de la prolongación de la vida, fomentando una cultura preparada para afrontar los retos y las oportunidades que acompañan a la prolongación de la esperanza de vida.

Financiación y apoyo a la investigación
La asignación de fondos y el apoyo a la investigación son cruciales para avanzar en las fronteras de la longevidad humana. Diversas fuentes de financiación, que abarcan subvenciones federales, inversiones privadas, organizaciones sin ánimo de lucro

y colaboraciones internacionales, impulsan la exploración de tecnologías para prolongar la vida. Las iniciativas específicas financiadas por entidades gubernamentales, como los Institutos Nacionales de Salud (NIH), se centran en la medicina regenerativa y la biología del envejecimiento, influyendo directamente en el ritmo y el alcance de la investigación en estas áreas. Las aportaciones filantrópicas, sobre todo de particulares y fundaciones acaudalados, desempeñan un papel importante en el apoyo a proyectos innovadores que pueden no ajustarse a los criterios de financiación convencionales. Estos recursos financieros permiten a los investigadores explorar territorios inexplorados, como el aprendizaje por refuerzo generativo profundo en aplicaciones biomédicas, como se ilustra en. Al analizar cómo funcionan en sinergia los distintos mecanismos de financiación, se hace evidente que un marco de colaboración es esencial para acelerar el desarrollo de terapias revolucionarias que puedan facilitar algún día llevar una vida sana hasta bien entrados los 150 años. Además de los aspectos financieros, la infraestructura de apoyo a las iniciativas de investigación implica sólidos marcos organizativos y de creación de redes. Las colaboraciones entre instituciones académicas, agentes de la industria y organismos gubernamentales fomentan enfoques interdisciplinarios que mejoran la eficacia de la investigación científica. La aparición de consorcios mundiales de investigación atestigua la creciente importancia de compartir conocimientos y recursos para abordar cuestiones complejas como el envejecimiento. Estas alianzas permiten a los investigadores poner en común conocimientos y datos, dando lugar a estudios exhaustivos que impulsan el desarrollo de soluciones sanitarias innovadoras. El enfoque de biología de sistemas descrito en subraya el valor de integrar múltiples disciplinas para comprender mejor la naturaleza polifacética del envejecimiento y sus enfermedades relacionadas. Estos entornos de colaboración no sólo agilizan los descubrimientos, sino que también amplían el impacto de los resultados de la investigación, garantizando un mayor beneficio social. Establecer una cultura que promueva la cooperación y al mismo tiempo utilice eficazmente los fondos es vital para abordar los retos que plantea el envejecimiento de la población. Las consideraciones éticas en torno a la financiación y el apoyo a la investigación deben formar parte del discurso más amplio sobre los avances en longevidad. La posibilidad de conflictos de intereses en las fuentes de financiación plantea interrogantes sobre las motivaciones que impulsan los programas y los resultados de la investigación. La transparencia en los procesos de financiación y la priorización de la salud pública sobre los beneficios son cruciales para mantener la integridad científica. La investigación financiada por empresas farmacéuticas puede inclinarse hacia intervenciones rentables en lugar de soluciones equitativas que beneficien a poblaciones más amplias, complicando la búsqueda de terapias eficaces contra el envejecimiento. Los marcos éticos ilustrados en proporcionan orientación para navegar por estas preocupaciones y garantizar que los avances de la ciencia sirvan al bien público. Abordar estos dilemas éticos será cada vez más vital a medida que nos aventuramos hacia un futuro en el que prolongar la vida se convierta no sólo en una posibilidad, sino en una norma social, garantizando que la calidad de vida y la salud a edades prolongadas sean primordiales en todas las iniciativas de investigación.

XXIV. CASOS PRÁCTICOS DE LONGEVIDAD

A lo largo de la historia, importantes estudios demográficos han revelado conocimientos convincentes sobre los factores que contribuyen a la longevidad, con diversas poblaciones que muestran una esperanza de vida notable debido a elecciones específicas de estilo de vida, prácticas culturales y condiciones medioambientales. Un estudio de caso notable incluye a los residentes de las Zonas Azules, regiones marcadas por altas concentraciones de centenarios, como Cerdeña y Okinawa. La investigación indica que estas comunidades dan prioridad a las dietas basadas en plantas, la actividad física regular, las fuertes conexiones sociales y el sentido de la finalidad, que en conjunto fomentan no sólo la longevidad sino también una mejor calidad de vida. Los datos subrayan las complejidades del envejecimiento, sugiriendo que el bienestar físico y mental están estrechamente entrelazados y deben cultivarse de forma holística. Al examinar estos casos, podemos deducir estrategias para promover la longevidad que van más allá de las meras intervenciones biológicas, indicando que los marcos sociales y las adaptaciones del estilo de vida desempeñan papeles cruciales a la hora de alimentar un enfoque sostenible para vivir vidas más largas y sanas. Además de las dimensiones culturales y de estilo de vida, la investigación puntera en biotecnología y edición genética está dando forma cada vez más a nuestra comprensión de la longevidad al centrarse en los mecanismos biológicos del envejecimiento. Los avances recientes en campos como la medicina regenerativa y la terapia génica ofrecen vías prometedoras para mitigar el declive relacionado con la edad. Las terapias con células madre demuestran potencial para rejuvenecer tejidos y órganos dañados, invirtiendo eficazmente algunos de los cambios biológicos asociados al envejecimiento. La exploración de los genes de la longevidad -como los que se encuentran en organismos modelo como los nematodos y los ratones- abre nuevos debates sobre los factores genéticos subyacentes que regulan la duración de la vida. Los convincentes estudios de casos de organismos que exhiben una longevidad excepcional contribuyen a nuestro conocimiento de cómo pueden aplicarse principios similares en los seres humanos. A medida que avanzamos en el conocimiento de estos principios científicos, el diálogo en torno a las implicaciones éticas de estas intervenciones es fundamental, ya que la sociedad debe abordar cuestiones como el acceso, la desigualdad y las posibles repercusiones de la prolongación de la vida en las estructuras y los recursos sociales. La intersección de la investigación científica y las percepciones culturales del envejecimiento complica aún más la narrativa en torno a la longevidad. Las distintas sociedades no sólo tienen distintas actitudes hacia el envejecimiento, sino también distintos enfoques de la asistencia sanitaria y el bienestar que influyen en la esperanza de vida. Mientras que las sociedades occidentales suelen considerar el envejecimiento como un declive, las culturas mediterráneas hacen hincapié en el respeto a los ancianos y su integración en las estructuras familiares, lo que se ha demostrado que se correlaciona con mejores resultados de salud y longevidad. Estos estudios de casos revelan las influencias de los determinantes sociales de la salud que contribuyen a la esperanza de vida y suscitan debates esenciales sobre las implicaciones de la longevidad en la política, la economía y la vida cotidiana. A medida que las naciones se enfrentan al envejecimiento de la población, las lecciones aprendidas de los distintos contextos culturales pueden orientar a los responsables políticos en el desarrollo de estrategias integrales que abarquen el bienestar holístico de sus ciudadanos. Un enfoque multidisciplinar que incorpore las percepciones de los estudios sobre longevidad puede ayudar a vislumbrar un futuro en el que vivir hasta los 150 años se convierta en un objetivo realista que mejore el bienestar social y la realización individual.

Las zonas azules y sus secretos

Las prácticas culturales desempeñan un papel crucial para comprender la tenacidad de las Zonas Azules, regiones donde la gente disfruta de una longevidad extraordinaria. Estas comunidades -como las de Cerdeña (Italia) y Okinawa (Japón)- comparten elementos de estilo de vida que contribuyen significativamente a la longevidad de sus habitantes. Los rasgos comunes incluyen dietas ricas en alimentos vegetales, actividad física integrada en las rutinas diarias y fuertes conexiones sociales que fomentan el sentido de pertenencia. La dieta mediterránea hace hincapié en los cereales integrales, las legumbres y las grasas saludables, sobre todo el aceite de oliva, que se sabe que reducen la inflamación y favorecen la salud del corazón. La importancia de las reuniones comunitarias va más allá de la alimentación; crean entornos que fomentan el apoyo emocional y el bienestar mental. La integración de estas normas culturales ofrece un modelo para cambiar los estilos de vida modernos, lo que sugiere que la adopción de prácticas similares podría aumentar la longevidad en todo el mundo. Tales observaciones subrayan el potencial de adaptación cultural en la búsqueda de vidas más largas y saludables. Este enfoque transformador del estilo de vida se recoge de forma elocuente en las reflexiones de, que detalla los resultados positivos asociados a las metodologías de aprendizaje profundo que pueden analizar los patrones dietéticos y los comportamientos sociales. Los fundamentos biológicos del envejecimiento que se manifiestan en las Zonas Azules son igualmente significativos. La investigación indica que los factores genéticos pueden aumentar la resistencia frente a las enfermedades relacionadas con la edad, pero las elecciones ambientales y de estilo de vida dictan predominantemente los resultados en materia de salud. Los centenarios de Ikaria (Grecia) son famosos por presentar tasas más bajas de demencia y enfermedades crónicas, posiblemente debido a su estilo de vida activo, su compromiso mental y el consumo de alimentos ricos en antioxidantes. Los estudios han identificado mecanismos biológicos críticos, como el papel de los ácidos grasos omega-3 del pescado y los beneficios de la actividad física regular para la salud cardiovascular, que contribuyen a envejecer bien. Este enfoque polifacético del envejecimiento, que combina la genética, el medio ambiente y el estilo de vida, subraya la necesidad de una comprensión global de la longevidad. La rica biología de estas comunidades arroja luz sobre la interconexión de diversos factores de salud, como se muestra en, que ilustra los procesos de envejecimiento de una manera visual que subraya la importancia de las intervenciones biológicas sistemáticas en la prolongación de la duración de la salud. Partiendo de las dimensiones culturales y biológicas de la longevidad, los contextos socioeconómicos de las Zonas Azules aportan capas adicionales de comprensión. Estas regiones suelen presentar niveles más bajos de estrés y una distribución más equitativa de los recursos, lo que contribuye a mejorar la salud mental y física. En la Península de Nicoya, en Costa Rica, la gente da prioridad a la familia, la comunidad y el compromiso social activo, lo que reduce la soledad y mejora la salud mental, un factor importante para la longevidad. El entorno sociopolítico promueve el acceso a la asistencia sanitaria y los servicios sociales, lo que permite un envejecimiento más saludable. Los ciudadanos de estas zonas suelen poseer un fuerte sentido del propósito, descrito como ikigai en la cultura japonesa, lo que sugiere que tener una razón para levantarse cada día desempeña un papel vital en la longevidad. Esta perspectiva se alinea con la narrativa más amplia explorada en, que yuxtapone los determinantes de la salud individuales y comunitarios, haciendo hincapié en la compleja interacción de los factores sociales para lograr una vida larga y plena. Integrar estas lecciones podría allanar el camino a políticas innovadoras que promuevan la equidad sanitaria y los ajustes del estilo de vida, fundamentales para aumentar la longevidad a mayor escala.

Modelos de envejecimiento con éxito

El concepto de modelos de envejecimiento con éxito abarca un enfoque polifacético, que reconoce que el envejecimiento no es simplemente la ausencia de enfermedad, sino una compleja interacción de diversos factores físicos, psicológicos y sociales. Los modelos de envejecimiento con éxito destacan la importancia de mantener la capacidad funcional, la salud cognitiva y el bienestar emocional como indicadores fundamentales de la satisfacción vital en los últimos años. La investigación emergente en campos como la gerontología y la psicología ha puesto de relieve marcos que dan prioridad a las estrategias adaptativas para superar los retos del envejecimiento. El énfasis en la resiliencia y la capacidad de participar en actividades útiles puede mejorar significativamente la calidad de vida durante el proceso de envejecimiento. La integración de estos modelos en las prácticas sanitarias podría conducir a un cambio de paradigma en el que el enfoque trascienda el modelo biomédico tradicional, fomentando en última instancia entornos propicios para un envejecimiento saludable. La relevancia de este paradigma queda subrayada por, que ilustra las aplicaciones del aprendizaje de refuerzo generativo profundo en el análisis de la salud, destacando cómo los enfoques innovadores basados en datos pueden informar las estrategias para envejecer con éxito. Complementa estos modelos la comprensión de que los determinantes sociales, como el estatus socioeconómico y el compromiso comunitario, desempeñan un papel crucial en el envejecimiento con éxito. Cada vez es más evidente que el acceso a los recursos, las redes sociales y las oportunidades de participación significativa influyen directamente en los resultados sanitarios de los adultos mayores. Envejecer con éxito no es, por tanto, un empeño exclusivamente individual, sino que requiere esfuerzos colectivos de la sociedad para crear entornos inclusivos que apoyen a la población que envejece. Anticiparse a los retos que plantea una sociedad que envejece, sobre todo en áreas como la accesibilidad de la asistencia sanitaria y el desarrollo de comunidades adaptadas a las personas mayores, es vital para alinear las políticas nacionales con las necesidades de los adultos mayores. Este cambio pone de relieve la relación entre los sistemas de apoyo social y las experiencias individuales de envejecimiento, que se refleja de forma conmovedora en. Esta imagen resume eficazmente los determinantes sanitarios interconectados que influyen en un envejecimiento satisfactorio, reforzando la idea de que un enfoque holístico es esencial para fomentar la longevidad. La aplicación de los avances tecnológicos ofrece vías prometedoras para mejorar los modelos de envejecimiento con éxito. Las innovaciones en biotecnología, como la telemedicina y las tecnologías sanitarias vestibles, permiten a las personas mayores gestionar su salud de forma proactiva y mantener la conectividad con los profesionales sanitarios. Estos avances no sólo facilitan una atención más personalizada, sino que también promueven la independencia y la autonomía, componentes integrales del envejecimiento con éxito. La introducción de esta tecnología también plantea cuestiones críticas en relación con la equidad y la accesibilidad, ya que no todas las poblaciones que envejecen pueden tener el mismo acceso a estos avances. Abordar las disparidades será clave para garantizar que el progreso tecnológico beneficie a todos los segmentos de una población que envejece. Al comprender e integrar estos factores en modelos de envejecimiento exitosos, la sociedad puede prepararse mejor para las complejidades de la longevidad. Esta perspectiva integradora se apoya además en, que describe varios enfoques dietéticos que influyen en los resultados de salud y destaca la importancia de una estrategia polifacética que incluya nutrición, actividad y compromiso social para mejorar la experiencia del envejecimiento.

Modelo	Ubicación	Esperanza de Vida (años)	Factores Clave
Las Zonas Azules	Varios (Okinawa, Cerdeña, etc.)	90+	Dieta, compromiso social, estilo de vida activo
Las 9 lecciones de Dan Buettner	Global	Varía	Propósito, reducción del estrés, dieta basada en plantas
Programa Envejecer Bien	EE.UU.	80+	Exámenes médicos, apoyo comunitario, actividad física
Modelo sueco	Suecia	83	Programas de bienestar social, acceso a la asistencia sanitaria, calidad de vida
El cuidado de los ancianos en Japón	Japón	85	Apoyo familiar, ejercicio físico, nutrición
Salud en todas las tallas	EE.UU.	Varía	Positividad corporal, nutrición equilibrada, estilos de vida activos

Datos de los Modelos de Envejecimiento con Éxito

Lecciones de los centenarios

Las lecciones derivadas de la vida de los centenarios ponen de relieve las opciones de estilo de vida esenciales que contribuyen a la longevidad y el bienestar. Estas personas suelen mostrar una notable resistencia y adaptabilidad, lo que revela la importancia de las conexiones sociales y el sentido de la finalidad. Muchos centenarios destacan la importancia de mantener relaciones con la familia y los amigos, lo que pone de manifiesto el papel de la interacción social en el fomento de la salud mental y emocional. La investigación destaca que estos vínculos sociales pueden incluso mitigar el estrés y mejorar la calidad de vida, una idea vital para nuestra comprensión del envejecimiento. La interconexión de la actividad física y el compromiso mental surge como un hilo conductor en sus narraciones, ilustrando cómo un estilo de vida activo, ya sea mediante ejercicio estructurado o actividades cotidianas informales, es fundamental para la longevidad funcional. Sacar partido de estas observaciones puede dar forma a futuros marcos de promoción de la salud en una sociedad que envejece e informar sobre intervenciones dirigidas a mejorar los resultados sanitarios a medida que más individuos alcanzan edades avanzadas. Un aspecto profundo de la experiencia centenaria reside en su relación con la comida y la nutrición, que con frecuencia hace hincapié en la moderación y el equilibrio. Estas personas longevas suelen seguir dietas ricas en alimentos integrales, como frutas, verduras y proteínas magras, al tiempo que limitan los alimentos procesados y los azúcares añadidos. Las raciones suelen ser más pequeñas y las comidas se consumen con atención, reflejando prácticas culturales que dan prioridad a las cenas en comunidad y a comer despacio. La dieta mediterránea, a menudo común entre los centenarios de esa región, pone de relieve cómo los patrones dietéticos pueden alinearse con los principios de longevidad y los resultados generales de salud. Estos hábitos dietéticos compartidos se hacen eco de los sentimientos de los estudios observacionales que relacionan la calidad de la dieta con la reducción del riesgo de enfermedades crónicas, subrayando el poderoso papel de la nutrición en la prolongación de la vida. Considerar las implicaciones de estas percepciones dietéticas puede orientar futuras directrices nutricionales y estrategias de salud pública dirigidas a promover prácticas alimentarias más sanas en todos los grupos de edad, sobre todo en el contexto del aumento de la esperanza de vida. Para visualizar el impacto de la nutrición en la salud de los centenarios, las percepciones observadas en la parte (a) de sirven como claro ejemplo de cómo las prácticas dietéticas están intrínsecamente ligadas al bienestar general. La fortaleza mental exhibida por los centenarios revela lecciones críticas sobre la resiliencia y la mentalidad positiva frente a la adversidad. Muchas personas longevas atribuyen su longevidad a una sólida visión de la vida y a la capacidad de afrontar los factores estresantes con eficacia. A menudo abrazan el cambio y ven los retos como oportunidades de crecimiento, lo que representa un profundo enfoque psicológico del envejecimiento. Esta adaptabilidad no sólo fomenta una menor incidencia de problemas de salud mental, sino que también permite el desarrollo personal continuo y el compromiso con los objetivos de la vida. Comprender las dimensiones psicológicas de la longevidad proporciona un contexto esencial para diseñar intervenciones que fomenten la salud mental, sobre todo a medida que la sociedad se prepara para las implicaciones del envejecimiento de la población. Las estrategias extraídas de la resiliencia centenaria contribuyen a un discurso más amplio sobre la promoción del bienestar mental en los adultos mayores, en estrecha consonancia con los temas del compromiso sostenido y el propósito explorados en el ensayo. Como demuestran las historias de vida recogidas, estos atributos psicológicos son fundamentales tanto para la salud personal como para la inversión social en iniciativas centradas en la longevidad.

Edad	País	Esperanza de Vida	Factores de Salud
100	Japón	84.6	Dieta, ejercicio, apoyo comunitario
101	Italia	83.5	Dieta mediterránea, lazos familiares
102	Estados Unidos	78.5	Acceso a la asistencia sanitaria, compromiso social
103	Australia	82.5	Estilo de vida activo, medio ambiente limpio
104	Francia	79.4	Dieta equilibrada, estimulación mental
105	Canadá	81.2	Actividad física regular, peso saludable

Esperanza de vida de los centenarios y factores

XXV. PERCEPCIÓN PÚBLICA DE LA LONGEVIDAD

Los debates públicos en torno a la longevidad revelan una compleja interacción entre los avances científicos y los valores sociales. A medida que los avances en biotecnología e ingeniería genética sugieren la posibilidad de alargar la vida, surgen opiniones diversas entre los distintos grupos demográficos. Las generaciones mayores, por ejemplo, pueden apreciar la perspectiva de años adicionales llenos de sabiduría y experiencia, mientras que los individuos más jóvenes a menudo expresan su preocupación por las implicaciones de dicha longevidad en sus propias oportunidades y trayectorias vitales. La percepción de vivir mucho más que la esperanza de vida media actual está determinada no sólo por el potencial científico, sino también por consideraciones culturales, éticas y económicas. Estos factores conforman la forma en que los individuos y las comunidades conciben su futuro, lo que apunta a la necesidad de entablar diálogos más profundos sobre lo que significa realmente una vida prolongada. Los retos relacionados con la calidad de vida en la prolongación de la esperanza de vida influyen significativamente en la percepción de la longevidad. Aunque la esperanza de vida prolongada presenta posibilidades tentadoras, las cuestiones sobre la calidad de la salud, el bienestar mental y los papeles sociales en los últimos años complican la narrativa. El miedo a vivir más tiempo en un estado cada vez más dependiente resuena con fuerza, sobre todo en las sociedades que luchan contra los problemas de salud relacionados con la edad. La gente se pregunta a menudo: ¿Qué valor tiene vivir hasta los 150 años si ello implica un sufrimiento prolongado o la pérdida de autonomía? Esta perspectiva se ve agravada por el estado actual de los sistemas sanitarios y la disponibilidad de recursos de apoyo para las poblaciones que envejecen. La eficacia percibida de las innovaciones médicas puede influir directamente en la opinión pública, lo que subraya la importancia de crear una infraestructura sólida que pueda satisfacer tanto las necesidades sanitarias como las sociales a medida que se alarga la esperanza de vida. La interrelación entre los resultados sanitarios y la percepción pública de la longevidad debe abordarse de forma holística. El panorama cambiante de la dinámica social en respuesta a la longevidad también merece un análisis. A medida que se hace más tangible la posibilidad de prolongar la esperanza de vida, se justifica estudiar cómo pueden transformarse las estructuras familiares, los entornos laborales y los compromisos comunitarios. En las culturas que dan mucha importancia a la juventud, una vida más larga podría cambiar las relaciones intergeneracionales, lo que podría provocar conflictos por los recursos y las oportunidades. Por el contrario, en algunas culturas, la prolongación de la vida podría aceptarse, lo que daría lugar a una mayor reverencia por la sabiduría y la experiencia de los mayores. Además, las industrias podrían verse obligadas a innovar en la creación de entornos que favorezcan la interacción multigeneracional. Como demuestran las conexiones en diversos ámbitos de investigación, el futuro de la longevidad es una cuestión polifacética que merece un discurso cuidadoso que refleje diversos puntos de vista culturales e implicaciones prácticas. Imágenes como y sirven como conductos para comprender estas dinámicas, encapsulando visualmente cómo el aprendizaje por refuerzo generativo profundo se cruza con el envejecimiento y las percepciones de salud pública, apuntalando el impacto potencial sobre la longevidad.

Representación mediática del envejecimiento

La representación de los medios de comunicación desempeña un papel crucial en la formación de las percepciones sociales del envejecimiento, reflejando a menudo estereotipos profundamente arraigados y narrativas culturales. La representación de las personas mayores en diversos medios de comunicación puede perpetuar el edadismo, presentando a las personas mayores como frágiles, dependientes o fuera de contacto con la cultura contemporánea. Este punto de vista reduccionista no reconoce la complejidad y diversidad de la población de edad avanzada, que puede poseer vitalidad, sabiduría y un afán por comprometerse con las nuevas tecnologías e ideas. Una representación eficaz en los medios de comunicación debería ir más allá de estos arquetipos simplistas, centrándose en cambio en las experiencias matizadas de individuos que desafían estos estereotipos. Un ejemplo de ello es la integración de la tecnología avanzada en los entornos sanitarios, que apunta a un cambio en la forma de representar el envejecimiento, haciendo hincapié en la colaboración entre las cohortes de trabajadores más jóvenes y de más edad, y enmarcando el envejecimiento en un contexto de capacidad y potencial, en lugar de declive. Los avances en biotecnología y medicina regenerativa tienen el potencial de revolucionar la experiencia del envejecimiento, pero las representaciones de los medios de comunicación a menudo van a la zaga de las realidades de estas innovaciones. Esta desconexión crea un obstáculo para la comprensión y la aceptación públicas de la prolongación de la vida y la mejora de la salud en la vejez.

Las narraciones cinematográficas y literarias suelen presentar el envejecimiento como sinónimo de deterioro y no de evolución, lo que puede evocar miedo o resistencia a abrazar un futuro en el que la esperanza de vida puede prolongarse considerablemente. Un examen crítico de estas narraciones pone de relieve la necesidad de historias que celebren las posibilidades del envejecimiento, como las que se ilustran en, donde los enfoques interdisciplinarios de la medicina de precisión demuestran cómo la ciencia puede capacitar a las personas para llevar una vida más sana a medida que envejecen. Al describir estos avances de forma positiva, los medios de comunicación pueden ayudar a catalizar un cambio cultural en las actitudes hacia el envejecimiento, promoviendo una visión más optimista de la longevidad. Las actitudes culturales hacia el envejecimiento varían significativamente de una sociedad a otra, y las representaciones de los medios de comunicación pueden amplificar o cuestionar estas perspectivas. En algunas culturas, los ancianos son venerados por sus conocimientos y experiencia, mientras que en otras pueden ser marginados. Comprender estas variaciones es esencial para crear medios de comunicación que respeten las diferencias culturales y promuevan al mismo tiempo una conversación global sobre el envejecimiento y la longevidad. Los análisis comparativos de las representaciones mediáticas son fundamentales para descubrir cómo se manifiestan estos matices en las distintas plataformas. El uso de imágenes como la que explora los enfoques dietéticos relacionados con el envejecimiento, permite comprender cómo se representan los factores del estilo de vida en diferentes contextos culturales y su impacto en la percepción del proceso de envejecimiento. Tales representaciones pueden ayudar a deconstruir estereotipos y fomentar un diálogo más inclusivo que reconozca el rico tapiz de experiencias asociadas al envejecimiento, fomentando en última instancia una sociedad mejor preparada para afrontar los retos de vivir más años.

Campañas de sensibilización pública

En una época en la que los avances en biotecnología e investigación médica están a punto de redefinir los límites de la humanidad, las campañas de concienciación pública desempeñan un papel crucial en la configuración de las perspectivas sociales sobre la longevidad. Dichas campañas no sólo sirven como plataformas para difundir conocimientos científicos, sino también como medios para implicar al público en el diálogo sobre las implicaciones de la prolongación de la esperanza de vida. Aunque las tecnologías emergentes, como la edición genética y la medicina regenerativa, prometen beneficios transformadores, también plantean problemas éticos críticos. Al fomentar la comprensión y estimular el debate, las iniciativas de concienciación pública pueden ayudar a mitigar los temores y fomentar un sentimiento de preparación entre los ciudadanos. Las campañas pueden abordar los conceptos erróneos sobre el envejecimiento y las tecnologías relacionadas, garantizando que los debates se basen en información contrastada. La representación visual de estas interacciones, como se ve en, subraya la interconexión de las aplicaciones del aprendizaje por refuerzo generativo profundo en la investigación biomédica, mostrando los beneficios potenciales y las responsabilidades que conlleva el aumento de la longevidad. Las campañas eficaces de concienciación pública pueden salvar la distancia entre los avances científicos y la preparación de la sociedad para los cambios inminentes en la longevidad. Al educar a diversos grupos demográficos sobre los matices de la promoción de la salud y la prevención de las enfermedades, estas iniciativas pueden capacitar a las personas para asumir un papel activo en la configuración de su futuro. Las campañas pueden recurrir a diversas estrategias de comunicación, desde los medios tradicionales a las plataformas de los medios sociales, para llegar a un público más amplio y estimular el compromiso. Un enfoque centrado que haga hincapié en los comportamientos positivos para la salud, como el que se ilustra en, demuestra la naturaleza interconectada de los factores biológicos y las elecciones de estilo de vida, proporcionando orientación práctica al tiempo que subraya la relevancia de la toma de decisiones individuales para contribuir a unos resultados sanitarios más amplios. Integrar ideas de diversos campos puede ayudar a garantizar que la narrativa en torno a la prolongación de la vida sea constructiva y accesible, posicionando en última instancia al público como parte interesada informada en los debates relativos a las tecnologías de prolongación de la vida. El contexto cultural influye enormemente en la eficacia de las campañas de concienciación pública adaptadas a la longevidad. Las distintas culturas pueden tener perspectivas únicas sobre el envejecimiento, la salud y la calidad de vida, que pueden conformar la receptividad del público a las nuevas ideas en torno a la prolongación de la vida. Mediante enfoques culturalmente sensibles, las campañas pueden abordar valores y normas distintos, potenciando así su impacto dentro de comunidades específicas. Al hacer hincapié en el papel de los sistemas de apoyo comunitarios y familiares a la hora de afrontar las complejidades de una vida más larga, dichas campañas pueden cultivar un diálogo más inclusivo. Los marcos presentados destacan la importancia de la investigación transdisciplinar, en la que convergen las ideas de la psicología y la biología para informar el discurso público. Reconocer las diversas narrativas que rodean al envejecimiento permitirá el compromiso social en este tema, ayudando a crear resistencia y adaptabilidad a medida que la humanidad se enfrenta a la realidad potencial de vivir mucho más allá de las expectativas tradicionales de esperanza de vida.

Año	Nombre de la Campaña	Público Objetivo	Nivel de Conocimiento Porcentaje	Mensaje Clave
2021	La longevidad importa	Adultos 30-50	45	Importancia de los estilos de vida saludables para la longevidad
2022	Vivir más, vivir bien	Mayores de 60 años	60	Beneficios de las revisiones médicas periódicas
2023	El futuro de la longevidad	Público en general	55	Comprender los avances en salud y tecnología

Campañas de sensibilización Estadísticas de sensibilización

Actitudes hacia las tecnologías de la longevidad

La intersección de la innovación científica y la percepción pública configura de forma significativa el panorama de las tecnologías de la longevidad. A medida que avanzan la biotecnología, la medicina regenerativa y la edición genética, las actitudes del público hacia estas tecnologías varían mucho. Algunos abrazan el potencial de la prolongación de la vida, viendo la prolongación de la edad como un camino hacia mayores logros personales y experiencias vitales. Esta perspectiva se alinea con la narrativa optimista que rodea a los nuevos avances, como los retratados en, que muestra las innovaciones en medicina de precisión y diseño molecular. Por el contrario, otros expresan escepticismo o preocupaciones éticas, cuestionando la conveniencia y las implicaciones de prolongar drásticamente la vida humana. El temor a exacerbar las desigualdades existentes y el posible agotamiento de los recursos reflejan un recelo colectivo que debe abordarse. Así pues, comprender estas diversas actitudes es esencial para que las partes interesadas en este campo fomenten debates informados y creen tecnologías armonizadas con los valores sociales. Al considerar las implicaciones sociales de las tecnologías de la longevidad, la atención debe extenderse más allá de las perspectivas individuales a la forma en que las comunidades y las culturas interpretan la perspectiva de la prolongación de la vida útil. Varios constructos sociales influyen en la aceptación o la resistencia a estos avances. Las culturas que dan prioridad a la juventud y la vitalidad podrían ver favorablemente las tecnologías de la longevidad, percibiéndolas como mejoras de una existencia ya vibrante. Por el contrario, las sociedades que veneran la sabiduría y la experiencia pueden abordar estas innovaciones con cautela, viéndolas a través de la lente del contexto histórico y las implicaciones morales. Las ideas extraídas de los mecanismos celulares del envejecimiento, como las que se describen en este artículo, pueden educar al público sobre los procesos biológicos que intervienen en el envejecimiento, cambiando potencialmente los debates hacia una comprensión más informada y matizada. Promoviendo un diálogo interdisciplinario que incorpore los valores culturales, las partes interesadas pueden navegar mejor por las complejidades de las actitudes sociales hacia la longevidad, permitiendo en última instancia que las innovaciones resuenen más plenamente con el público en general. Las implicaciones económicas de las tecnologías de la longevidad se entrelazan significativamente con el sentimiento público y la disposición de la sociedad a estos avances. A medida que la perspectiva de una vida más larga se hace tangible gracias a la ciencia de vanguardia, surgen preguntas sobre la sostenibilidad de los sistemas sanitarios, la dinámica de la mano de obra y la asignación de recursos. La integración de las tecnologías de la longevidad en la vida cotidiana podría conducir a una mayor productividad y crecimiento económico, como se indica en, mostrando los posibles resultados positivos para la sociedad. No puede ignorarse la carga económica de una población que envejece, caracterizada por el aumento de los costes sanitarios y la presión de las pensiones. Así pues, la percepción pública desempeña un papel fundamental; si la sociedad es receptiva a estas tecnologías y a los cambios que conllevan, puede dar lugar a marcos políticos y asignaciones de recursos favorables. Por el contrario, si prevalece el escepticismo, esto podría obstaculizar la innovación y exacerbar las desigualdades económicas entre diversos grupos demográficos. Abordar estas preocupaciones económicas mediante una comunicación transparente y el compromiso de la comunidad es vital para construir una sociedad que esté realmente preparada para las ramificaciones de vivir vidas significativamente más largas.

Grupo de edad	Porcentaje de Apoyo	Porcentaje de Preocupación	Porcentaje Neutro
18-24	62	15	23
25-34	70	12	18
35-44	60	20	20
45-54	55	25	20
55-64	50	30	20
65+	45	35	20

Actitudes hacia las tecnologías de la longevidad

XXVI. CONCLUSIÓN

Al contemplar la posibilidad de prolongar la vida humana hasta los 150 años, es crucial sintetizar la miríada de factores que influyen en esta ambiciosa perspectiva. Los avances en el aprendizaje de refuerzo generativo profundo, como se denota en, están empezando a dar forma a nuestra comprensión de la salud y el envejecimiento. Ofrecen un atisbo de cómo los algoritmos inteligentes pueden mejorar la medicina de precisión y personalizar los tratamientos basándose en las trayectorias de salud individuales. Estas tecnologías no sólo proporcionan una base para intervenciones médicas eficaces, sino que también plantean cuestiones sobre la escalabilidad de estas prácticas en distintos grupos demográficos. A medida que la sociedad considera las ramificaciones del envejecimiento de la población, la integración de estas sofisticadas metodologías puede desempeñar un papel fundamental para garantizar que la longevidad se traduzca en una mejora de la calidad de vida, en lugar de limitarse a prolongar los años vividos. Por tanto, la convergencia de la tecnología y la biología resulta esencial para redefinir las normas y prácticas sanitarias de una sociedad que se enfrenta a una esperanza de vida sin precedentes. Al analizar nuestra preparación para semejante longevidad, resulta evidente que los avances científicos deben ir acompañados de consideraciones culturales y éticas. Los marcos sociales y las percepciones del envejecimiento varían mucho de una cultura a otra, como se muestra en. El concepto de reloj del envejecimiento, que reconoce distintos procesos de envejecimiento biológico y cronológico, supone un desafío a las visiones convencionales de la gerontología. Pone de relieve la necesidad de una comprensión culturalmente matizada de la longevidad, ya que las sociedades pueden tener valores diferentes respecto a la salud, la vitalidad y las contribuciones sociales en sus últimos años. Los dilemas éticos que plantea la prolongación de la vida, desde la asignación de recursos hasta la calidad de la asistencia, requieren una profunda reflexión colectiva. Así pues, abordar estos retos no sólo implica una preparación médica y tecnológica, sino que también requiere un diálogo permanente sobre cómo valora la sociedad la vida de sus miembros de más edad y cómo puede adaptarse a la evolución de sus funciones. Teniendo en cuenta las implicaciones económicas de una esperanza de vida de 150 años, la dinámica de las estructuras laborales y familiares está preparada para un cambio fundamental. La integración de enfoques multiómicos en la investigación sobre el envejecimiento, como se indica en, revela la compleja interacción entre el envejecimiento biológico y los factores socioeconómicos. Esta interacción es fundamental para predecir la futura mano de obra, donde una vida más larga podría significar carreras más largas, pero también necesitar nuevas formas de jubilación y sistemas de apoyo social. Además, a medida que las familias se enfrentan a solapamientos generacionales más largos, los papeles tradicionales pueden evolucionar, lo que repercutirá en los cuidados y el apoyo familiar. Preparar a la sociedad para la longevidad implica no sólo adoptar los avances científicos y tecnológicos, sino también replantearse los modelos económicos y las redes de seguridad social que se adaptan al envejecimiento de la población. Mediante un discurso sólido y una planificación estratégica, la sociedad puede prepararse mejor para las consecuencias de una vida prolongada, garantizando que los años prolongados estén llenos de propósito, salud y plenitud.

Resumen de las principales conclusiones

Los recientes avances en biotecnología y genómica allanan el camino a enfoques innovadores para comprender el envejecimiento y la longevidad. La investigación sobre las puntuaciones del perfil de metilación (MPS) ha iluminado la conexión entre los cambios epigenéticos y los procesos biológicos del envejecimiento, revelando vías potenciales para mitigar el declive relacionado con la edad. El desarrollo prospectivo de nuevos MPS adaptados al desarrollo infantil refleja un creciente reconocimiento de la interacción entre las experiencias de la vida temprana y la salud a lo largo de toda la vida. En conjunto, estos hallazgos subrayan la importancia de las intervenciones tempranas y la necesidad de revisar nuestra comprensión del envejecimiento, sugiriendo que las estrategias proactivas podrían mejorar significativamente la calidad de vida de las personas a medida que envejecen. Las implicaciones de estos conocimientos animan a reevaluar el modo en que la sociedad aborda tanto las medidas sanitarias preventivas como las oportunidades de prolongar la vida, lo que puede ser especialmente crucial a medida que evoluciona la búsqueda de la longevidad. Estas complejas relaciones merecen una atención significativa en los debates actuales sobre la optimización de la salud, a medida que la sociedad navega por las posibilidades de prolongar la vida. Explorar las influencias dietéticas pone de relieve cómo las elecciones de estilo de vida pueden afectar al envejecimiento biológico, subrayando la necesidad de enfoques holísticos de la salud. Las pruebas sugieren que los patrones dietéticos, incluidas las dietas cetogénica y mediterránea, contribuyen positivamente a resultados de salud como el control del peso y la función cognitiva. Estos hallazgos se correlacionan con las reducciones observadas en los marcadores de envejecimiento biológico, vinculando la nutrición con la longevidad y el bienestar general. A medida que la sociedad sea cada vez más consciente de la importancia de la dieta en el mantenimiento de la salud, estos conocimientos darán forma a la conversación en torno a las estrategias de salud preventiva. Además, la integración de las ciencias dietéticas en el marco más amplio de la investigación sanitaria puede fomentar políticas de salud pública eficaces orientadas a la longevidad. El reconocimiento de los factores dietéticos ofrece una vía tangible para las personas y las comunidades que luchan por una vida más sana y la longevidad, reforzando la interconexión entre las elecciones de estilo de vida y el envejecimiento. Así pues, fomentar hábitos dietéticos saludables puede desempeñar un papel fundamental en la narrativa más amplia relativa a la longevidad humana, presentando soluciones procesables para mejorar la salud individual a medida que aumenta la esperanza de vida. Las innovaciones tecnológicas en el aprendizaje de refuerzo generativo profundo y la biología de sistemas representan un cambio transformador en la forma de investigar el envejecimiento. Estos avances permiten a los científicos modelar interacciones biológicas complejas y predecir resultados con mayor precisión, mejorando nuestra comprensión de los mecanismos del envejecimiento. El carácter interdisciplinario de esta investigación, puesto de relieve por diversos proyectos, subraya el creciente reconocimiento de que el envejecimiento no es un mero proceso individual, sino un fenómeno polifacético en el que influyen factores genéticos, medioambientales y socioeconómicos. La integración de la biología de sistemas con las técnicas de aprendizaje automático impulsa la investigación, permitiendo un diseño y una aplicación más eficaces de las intervenciones destinadas a promover la longevidad. Tales innovaciones podrían redefinir las estructuras sociales, influyendo en todos los aspectos, desde los sistemas sanitarios hasta las elecciones individuales de estilo de vida. A la luz de estos descubrimientos, la disposición a abrazar un futuro de mayor esperanza de vida es cada vez más plausible, aunque requiere un planteamiento global para garantizar que los avances tecnológicos vayan acompañados de consideraciones éticas y de un acceso equitativo a la sanidad.

Implicaciones para la sociedad

A medida que la humanidad se acerca a la perspectiva de prolongar la vida mucho más allá de los límites actuales, los marcos sociales deben adaptarse para dar cabida a los cambios demográficos y a la evolución de los paradigmas sanitarios. Con los avances en biotecnología y medicina regenerativa, que anuncian la posibilidad de prolongar significativamente la esperanza de vida, la sociedad se enfrenta al reto de integrar a las poblaciones mayores tanto en las estructuras sociales como en la población activa. La significativa variación en los procesos de envejecimiento, como ilustra el concepto de relojes de envejecimiento que vinculan las métricas de salud a la edad biológica, complica aún más la narrativa. Sugiere que un enfoque único del envejecimiento será poco práctico. En consecuencia, puede que las sociedades tengan que replantearse cómo estructuran las políticas de jubilación, asistencia sanitaria y empleo para garantizar que las personas mayores sigan siendo productivas y comprometidas, al tiempo que reciben el apoyo adecuado. Esto requiere debates políticos exhaustivos para garantizar que se abordan las implicaciones económicas, promoviendo la cooperación intergeneracional en lugar de la competencia por los recursos. Además, prolongar la vida altera el tejido social y la percepción cultural de la edad. Tradicionalmente, la cultura ha dictado una secuencia de etapas vitales en las que se venera la juventud y se suele marginar la vejez. Sin embargo, si la longevidad prolongada se hace realidad, esta percepción podría cambiar significativamente. También podría producirse una reconfiguración de las estructuras familiares, ya que los miembros mayores de la familia podrían desempeñar un papel más activo en el cuidado de las generaciones más jóvenes, lo que daría lugar a una dinámica de apoyo familiar más rica. En consecuencia, puede que las comunidades necesiten fomentar nuevas normas que celebren y aprovechen la sabiduría y la experiencia de las personas mayores, facilitando la integración social en lugar del aislamiento. Los valores sociales cambiantes podrían remodelar las expectativas sobre el comportamiento apropiado para la edad y la apertura a la vida multigeneracional, fomentando entornos en los que se acepte la diversidad de edades. Las implicaciones éticas de la prolongación de la vida no pueden dejarse de lado, ya que plantean cuestiones pertinentes sobre la equidad y el acceso a las tecnologías de prolongación de la vida. La posibilidad de que surjan disparidades, en las que sólo las personas acomodadas puedan permitirse tratamientos médicos avanzados que prolonguen la vida, supone una grave amenaza para la cohesión social. Esta desigualdad puede generar descontento y conflictos, poniendo en tela de juicio los principios fundamentales de equidad y justicia que las sociedades se esfuerzan por defender. Si la distribución de las tecnologías de la longevidad sigue siendo desigual, las divisiones sociales podrían profundizarse, exacerbando los retos existentes relacionados con el acceso a la asistencia sanitaria y la viabilidad económica. Deben desarrollarse marcos que promuevan el acceso equitativo junto con los avances tecnológicos para garantizar que todo el mundo, independientemente de su estatus socioeconómico, tenga la oportunidad de beneficiarse de una mayor longevidad. Abordar estas preocupaciones requiere un diálogo proactivo y una formulación de políticas integradora para armonizar los avances tecnológicos con los principios éticos que salvaguardan la justicia social.

Perspectivas futuras de la longevidad

El panorama de la longevidad evoluciona rápidamente, moldeado por los avances científicos y los cambios culturales que prometen una redefinición de la esperanza de vida humana. La investigación pionera en campos como la biotecnología y la medicina regenerativa subraya el potencial de prolongar la vida mediante terapias innovadoras. Técnicas como la edición del genoma y el rejuvenecimiento celular no son meramente teóricas; están empezando a infiltrarse en las prácticas clínicas, lo que sugiere que las enfermedades relacionadas con la edad pueden llegar a ser algún día manejables o incluso prevenibles. Los avances en las puntuaciones del perfil de metilación (MPS) pueden ayudar a evaluar la edad biológica analizando los patrones de metilación del ADN, como se destaca en. Este marco podría revolucionar la forma en que percibimos el envejecimiento, pasando de centrarnos únicamente en la edad cronológica a una comprensión más matizada de la salud biológica. Estos avances ofrecen no sólo la perspectiva de una vida más larga, sino también la posibilidad de una vida más sana, en la que las personas puedan prosperar hasta bien entrados los 150 años, alterando fundamentalmente las perspectivas sociales sobre el envejecimiento. Al contemplar las implicaciones de la prolongación de la vida, es esencial reconocer los retos éticos y sociales que inevitablemente surgirán. La perspectiva de vivir mucho más abarca no sólo la salud individual, sino también el contexto social más amplio, incluidas las estructuras familiares, la dinámica laboral y las implicaciones económicas. Si aumenta la esperanza de vida, las trayectorias profesionales tradicionales podrían verse alteradas, lo que obligaría a reevaluar la edad de jubilación, los ahorros y los recursos sanitarios. La integración de los puntos de vista de diversas culturas sobre el envejecimiento, tal como se expone en, pone de manifiesto un mosaico de aceptación y resistencia, que configura la política pública y los planteamientos personales sobre la longevidad. Deben explorarse los debates en torno a la equidad en el acceso a la sanidad y el potencial de aumento de la presión sobre los servicios sociales, para garantizar que la prolongación de la vida conduzca a una mejora de la calidad de vida y no a una exacerbación de las desigualdades. No puede pasarse por alto la sostenibilidad medioambiental de la prolongación de la vida, ya que los retos de gestionar poblaciones mayores son cada vez más pronunciados. Surgen cuestiones relativas a la asignación de recursos, el impacto medioambiental y la salud planetaria cuando una parte significativa de la sociedad vive considerablemente más tiempo. Investigar las intervenciones dietéticas y los cambios en el estilo de vida, como sugieren las relaciones entre los patrones dietéticos y el envejecimiento en, ofrece perspectivas prometedoras para promover una longevidad saludable minimizando al mismo tiempo las huellas ecológicas. Las adaptaciones sociales deben alinearse con prácticas sostenibles que apoyen no sólo la salud de los individuos, sino también el bienestar del planeta. A medida que nos adentramos en esta era de la longevidad, los enfoques interdisciplinarios que abarcan la ética, la economía y la gestión medioambiental serán fundamentales para garantizar que la búsqueda de una vida prolongada se convierta en un esfuerzo holístico, que beneficie tanto a la humanidad como a la Tierra.

Reflexiones finales sobre la preparación para la vida prolongada

La perspectiva de vivir vidas significativamente más largas presenta tanto un potencial notable como retos considerables. A medida que avanzamos en biotecnología, medicina regenerativa y edición genética, el panorama científico evoluciona rápidamente. Alcanzar la longevidad requiere algo más que avances tecnológicos; las implicaciones sociales y éticas son tan importantes como los propios avances científicos. Surgen preguntas sobre cómo afectará la prolongación de la vida a la dinámica familiar, los roles sociales y la economía. Como se ha visto, las aplicaciones del aprendizaje por refuerzo generativo profundo en la asistencia sanitaria pueden mejorar nuestra comprensión de la biología humana, permitiendo enfoques más personalizados del envejecimiento. Sin embargo, también debemos tener en cuenta los comportamientos y las elecciones de estilo de vida que influyen en la salud. Sin una estrategia global que aborde tanto la innovación tecnológica como la adaptación de la sociedad, la preparación para esta vida prolongada puede seguir siendo un objetivo difícil de alcanzar, lo que subraya la necesidad de una colaboración interdisciplinar entre las ciencias y las humanidades. Los cambios previstos en nuestro enfoque de la salud y el bienestar van más allá de la mera supervivencia; profundizan en la calidad de vida. Como se ha destacado en, diversas dietas y modificaciones del estilo de vida demuestran cómo la nutrición puede servir de importante factor mitigador del envejecimiento, aunque estos enfoques deben promoverse junto con la mejora tecnológica. Dietas como la mediterránea o la cetogénica pueden fomentar mejores resultados de salud y prolongar potencialmente la longevidad. En las distintas culturas, la aceptación y el cumplimiento de estas prácticas dietéticas variarán, lo que supone un reto considerable. El cambio social hacia el bienestar holístico requiere que las personas, las familias y las comunidades tomen decisiones informadas, por lo que la educación y la divulgación son componentes esenciales de esta transición. La preparación para una vida prolongada depende no sólo de los avances científicos, sino también de la preparación cultural y de la voluntad de adaptarse a nuevos paradigmas sanitarios. Abordar la preparación para una vida prolongada hasta los 150 años implica lidiar con las implicaciones tanto a nivel individual como colectivo. Aunque la biotecnología puede ofrecer soluciones técnicas, la aceptación y adaptación sociales requieren un enfoque más matizado. Como se muestra en, comprender los complejos mecanismos biológicos asociados al envejecimiento ayuda a fundamentar las estrategias de intervención y gestión de la salud. La longevidad prolongada podría suponer una mayor carga para los sistemas sanitarios, lo que requeriría un marco sólido para la asistencia sanitaria sostenible y la asignación de recursos. Debemos reflexionar sobre nuestros valores y prioridades como sociedad: ¿Debemos centrarnos en alargar la vida a toda costa, o debemos dar prioridad a la calidad de esos años adicionales? Equilibrar estas consideraciones no sólo informará la política y la investigación, sino que también será fundamental para garantizar que la sociedad esté realmente preparada para la monumental transición hacia una vida humana más larga.

REFERENCIAS

División de Estudios sobre la Tierra y la Vida. Prepararse para los futuros productos de la biotecnología'. Academias Nacionales de Ciencias, Ingeniería y Medicina, National Academies Press, 28/07/2017

Naciones Unidas. Departamento de Asuntos Económicos y Sociales. El desarrollo en un mundo que envejece". ONU, 1/1/2007

Colin F. Macdonald. Procesiones: Estudios sobre el ritual y la ceremonia de la Edad del Bronce presentados a Robert B. Koehl'. Judith Weingarten, Archaeopress Publishing Ltd, 10/5/2023

Francesco Caputo. Comprender las diferencias cognitivas entre culturas: Integrando la Neurociencia y la Psicología Cultural'. Tachia Chin, Frontiers Media SA, 11/10/2022

ChatGPT. La Psicología del Envejecimiento'. Comprender las perspectivas y necesidades únicas de la población anciana, Barrett Williams, Barrett Williams, 22/11/2024

Estados Unidos. Servicio de Impuestos Internos. 'Lista acumulativa de organizaciones descritas en la Sección 170 (c) del Código de Rentas Internas de 1954'. Departamento del Tesoro, Servicio de Impuestos Internos, 1/1/1990

Marvin B Sussman. Familias. Conexiones intergeneracionales y generacionales, Susan K Pfeifer, Routledge, 17/06/2014

Andrew J. Cherlin. Amor laboral perdido'. The Rise and Fall of the Working-Class Family in America, Fundación Russell Sage, 12/4/2014

Suzanne Kunkel. Envejecimiento, Sociedad y Curso Vital, Cuarta Edición'. Leslie A. Morgan, Springer Publishing Company, 15/3/2011

Paul Kalanithi. 'Cuando el aliento se convierte en aire (edición indonesia)'. Bentang Pustaka, 10/6/2016

William B. Schwartz. Hacer frente a Matusalén". El impacto de la biología molecular en la medicina y la sociedad, Henry Aaron, Rowman & Littlefield, 1/20/2004

Gilbert Meilaender. ¿Deberíamos vivir para siempre? Las ambigüedades éticas del envejecimiento, Wm. B. Eerdmans Publishing, 14/1/2013

William B. Johnston. Workforce 2000'. Trabajo y trabajadores para el siglo XXI, Instituto Hudson, 1/1/1987

División de Salud y Medicina. Cruzando el abismo mundial de la calidad'. Mejorar la atención sanitaria en todo el mundo, Academias Nacionales de Ciencias, Ingeniería y Medicina, National Academies Press, 1/27/2019

Joseph F. Coughlin. La economía de la longevidad". Unlocking the World's Fastest-Growing, Most Misunderstood Market, PublicAffairs, 7/11/2017.

Marta Zaraska. Crecer Joven. Cómo la amistad, el optimismo y la bondad pueden ayudarte a vivir hasta los 100 años, Apetito de Random House, 16/06/2020

División de Salud y Medicina. Prevenir el deterioro cognitivo y la demencia'. A Way Forward, Academias Nacionales de Ciencias, Ingeniería y Medicina, National Academies Press, 10/5/2017

Amit Etkin. Manual de Salud Mental y Envejecimiento'. Nathan Hantke, Academic Press, 4/11/2020

División de Ciencias Sociales y del Comportamiento y Educación. Aislamiento social y soledad en adultos mayores'. Oportunidades para el sistema sanitario, Academias Nacionales de Ciencias, Ingeniería y Medicina, National Academies Press, 14/05/2020

Arline McDonald. Vitaminas y minerales". Suplementos para el bienestar y la longevidad, Susan Male Smith, Publications International, Limited, 1/1/2020

E.J. Masoro. Restricción calórica: Una Clave para Comprender y Modular el Envejecimiento'. Elsevier, 20/12/2002

Gurcharan Kaur. Nutrición, alimentación y dieta en el envejecimiento y la longevidad". Suresh I. S. Rattan, Springer Nature, 10/3/2021

Dr. M. Qassim La ciencia de los alimentos curativos: Nutrición Clínica para el Control de las Enfermedades Crónicas'. Intervenciones nutricionales para la diabetes, las enfermedades cardiacas, el cáncer y más, Dr. M. Qassim, 23/09/2024

Hassan Chamsi-Pasha. Bioética contemporánea". Perspectiva islámica, Mohammed Ali Al-Bar, Springer, 27/5/2015

Academia Nacional de Medicina. Edición del Genoma Humano". Ciencia, Ética y Gobernanza, Academias Nacionales de Ciencias, Ingeniería y Medicina, National Academies Press, 13/8/2017

Sang Jin Lee. Ingeniería de tejidos de órganos'. Daniel Eberli, Springer International Publishing, 22/4/2021

Junta de Neurociencia y Salud del Comportamiento. Las células madre y el futuro de la medicina regenerativa'. Instituto de Medicina, Prensa de las Academias Nacionales, 1/25/2002

Robert Lanza. Principios de Medicina Regenerativa". Anthony Atala, Prensa Académica, 16/12/2010

David Ahern. Informática Oncológica'. Uso de la tecnología de la información sanitaria para mejorar los procesos y resultados en el cáncer, Bradford W. Hesse, Academic Press, 17/03/2016

OCDE. La Inteligencia Artificial en la Sociedad'. Publicaciones de la OCDE, 6/11/2019

Mamta Baunthiyal. Avances en biotecnología'. Indu Ravi, Springer Science & Business Media, 21/10/2013

Klaus Schwab. La Cuarta Revolución Industrial". Crown, 1/3/2017

Matthew D. LaPlante. Duración de la vida'. Por qué envejecemos y por qué no tenemos que hacerlo, David A. Sinclair, Simon and Schuster, 9/10/2019

Vern L. Bengtson, Doctor en Filosofía. Manual de teorías sobre el envejecimiento, segunda edición'. Merril Silverstein, PhD, Springer Publishing Company, 27/10/2008

Inhee Mook-Jung. Mecanismos del envejecimiento'. Longevidad, metabolismo y envejecimiento cerebral, Nozomu Mori, Springer, 26/11/2015

Iris Chi. Envejecimiento con éxito'. Perspectivas Asiáticas, Sheung-Tak Cheng, Springer, 1/26/2015

Robert L. Kahn. Envejecer con éxito'. John Wallis Rowe, Random House Large Print, 1/1/1998

James C. Riley. Aumento de la esperanza de vida'. A Global History, Cambridge University Press, 6/4/2001

Paola S. Timiras. Bases Fisiológicas del Envejecimiento y Geriatría'. CRC Press, 16/8/2007

Ahmed Arfa. 'Preguntas de práctica para el examen SPHRI'. 970 preguntas desafiantes para preparar el examen SPHRI, Ahmed Arfa, 9/5/2020

División de Ciencias Sociales y del Comportamiento y Educación. Explicación de los niveles divergentes de longevidad en los países de renta alta". Consejo Nacional de Investigación, National Academies Press, 27/06/2011

www.ingramcontent.com/pod-product-compliance
Lightning Source LLC
Chambersburg PA
CBHW071632220526
45469CB00002B/582